Gigi e as Descobertas Saudáveis

Ícaro Alves Alcântara

Ilustrador: José Paschoal

PandorgA KIDS

Direção editorial: Silvia Vasconcelos
Produção editorial: Equipe Editorial Pandorga
Preparação: Juliana Santoros Miranda
Revisão: Juliana Santoros Miranda
Diagramação e projeto gráfico: José Paschoal
Ilustrações: José Paschoal
Capa: José Paschoal

Texto de acordo com as normas do Novo Acordo Ortográfico da Língua Portuguesa (Decreto Legislativo nº 54, de 1995)

Dados Internacionais de Catalogação na Publicação (CIP) de acordo com ISBD

A347b Alcântara, Ícaro Alves

Bom e certo: Gigi e as descobertas saudáveis / Ícaro Alves Alcântara.
- Cotia, SP : Pandorga, 2019.
44 p. : il. ; 20cm x 21cm.

ISBN: 978-85-8442-464-1

1. Literatura infantojuvenil. 2. Saúde. 3. Estilo de vida. 4. Alimentação. 5. Exercício físico. I. Título.

CDD 028.5
2019-2349 CDU 82-93

Elaborado por Vagner Rodolfo da Silva - CRB-8/9410

Índice para catálogo sistemático:
1. Literatura infantojuvenil 028.5
2. Literatura infantojuvenil 82-93

2020
IMPRESSO NO BRASIL
PRINTED IN BRAZIL
DIREITOS CEDIDOS PARA ESTA EDIÇÃO À
EDITORA PANDORGA
RODOVIA RAPOSO TAVARES, KM 22
GRANJA VIANA – COTIA – SP
Tel. (11) 4612-6404
www.editorapandorga.com.br

Sobre o autor

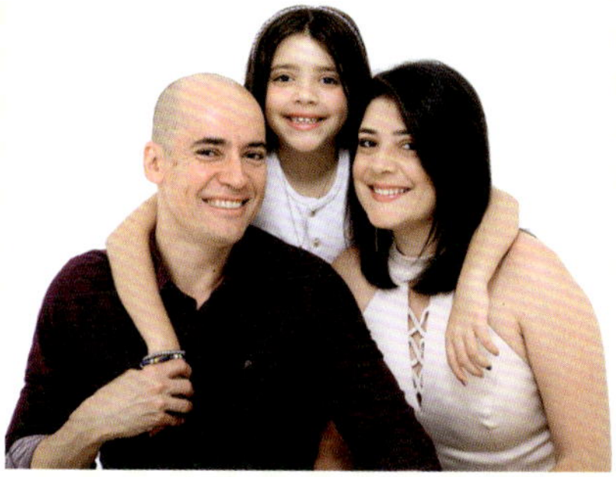

Biografia (autor)
Icaro Alves Alcântara
Médico, homeopata, pós-graduado em Estratégia Ortomolecular em Medicina, Atuação em Estilo de Vida, Abordagem Integrativa e em Medicina Coach, certificado pela IAC.
É autor de seis livros, sendo o mais recente O manual da saúde definitiva (Vital Editora) e palestrante em diversos temas de saúde e desenvolvimento pessoal.
Já foi premiado com a Moção de Mérito por três vezes (2012, 2014 e 2015) pela Câmara Legislativa do Distrito Federal (CLDF), por serviços relevantes prestados à sociedade do DF.
É o idealizador do aplicativo gratuito para celulares e tablets (Android e IOS) Gerenciador Saúde - Dr Ícaro.
www.icaro.med.br

Biografia (Gigi)
Giovanna é uma brilhante criança de 11 anos que, agora, está cursando a sexta série do ensino fundamental. É uma menina de grande coração e que adora movimento, inventar, aprender coisas novas e ensinar. Boa filha, cristã e sempre feliz, ilumina todo lugar onde chega e tem uma saúde de ferro!

Agradecimento

Esta obra foi possível pela inspiração e apoio de Deus, de minha família e pela existência de um "gênio do bem" muito especial em nossas vidas, a Giovanna (Gigi): ela realmente tem muitas histórias (no mínimo trinta por dia!), e seu amor por contá-las agora vai ajudar todos os leitores a viverem melhor.
Aqui fica um agradecimento especial à excelente contadora de histórias Nyedja Gennari, que deu algumas boas sugestões para o livro ficar ainda mais legal. Conheçam o trabalho dela no Youtube, nas redes sociais e pela internet de modo geral e não se arrependerão!

Gigi é uma menina muito esperta e observadora que, como toda criança, adora brincar muito o dia todo (e até de noite, se deixarem).

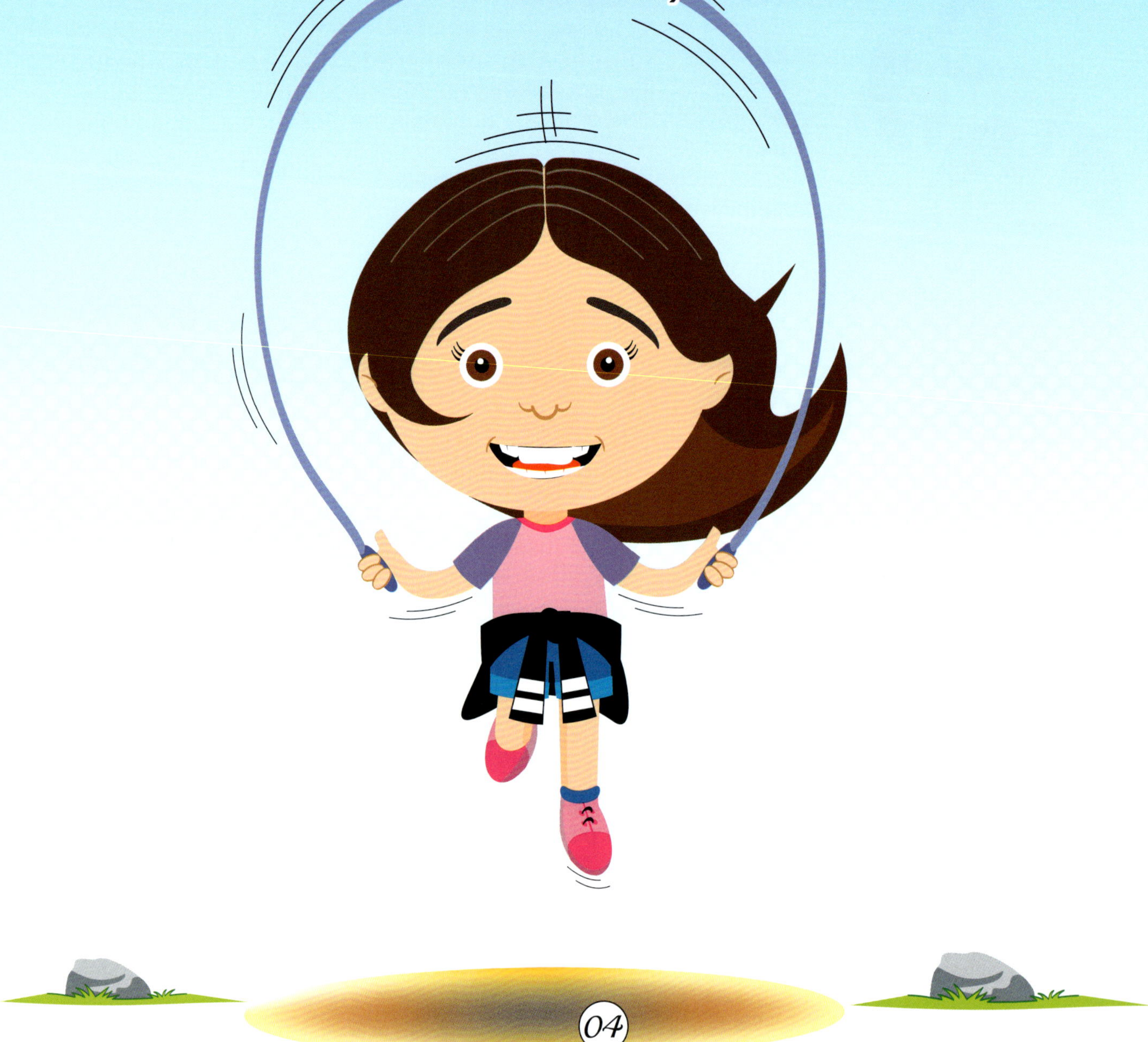

Mas Gigi começou a perceber que seus pais estavam mais cansados e mais impacientes do que o normal.

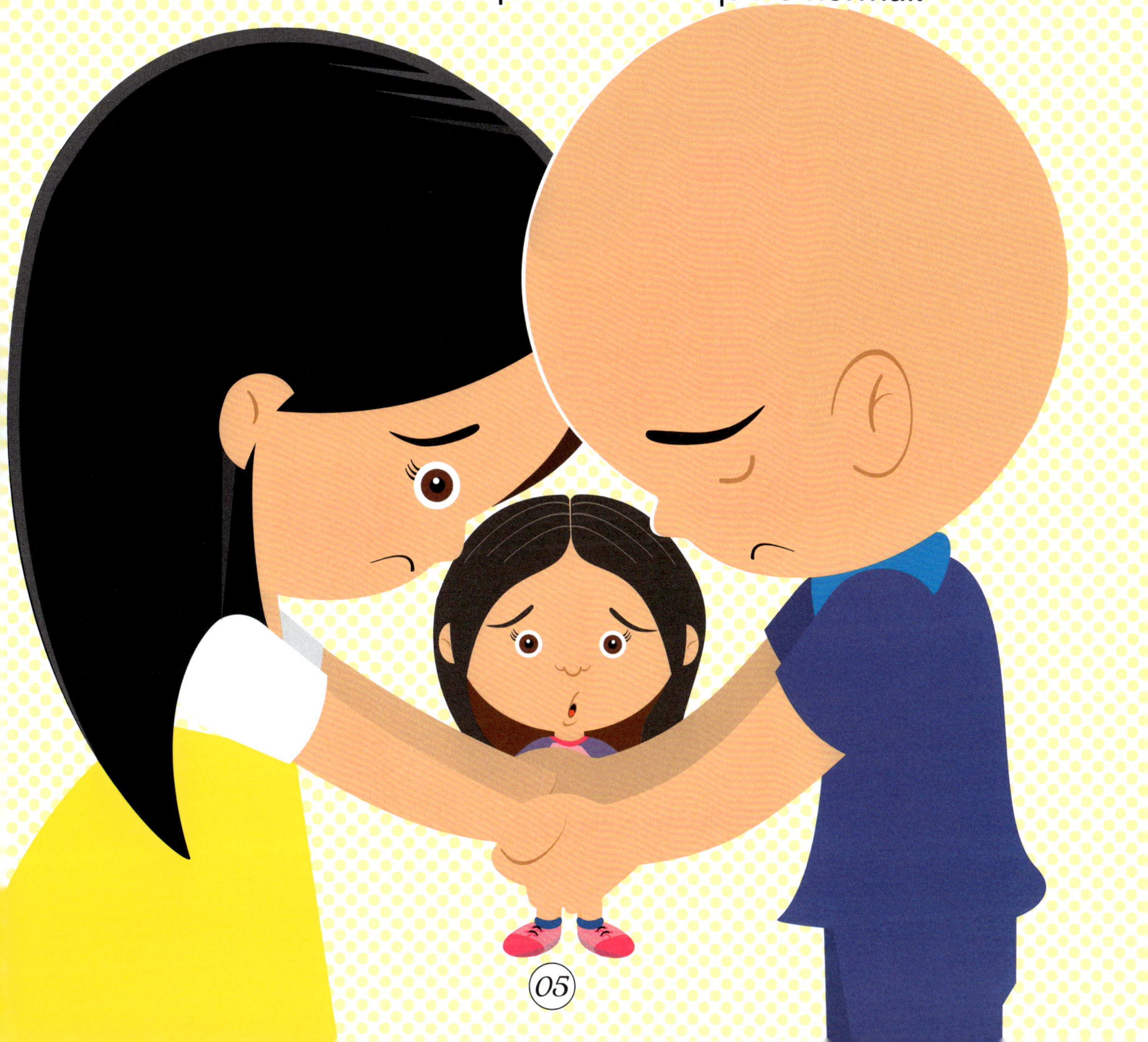

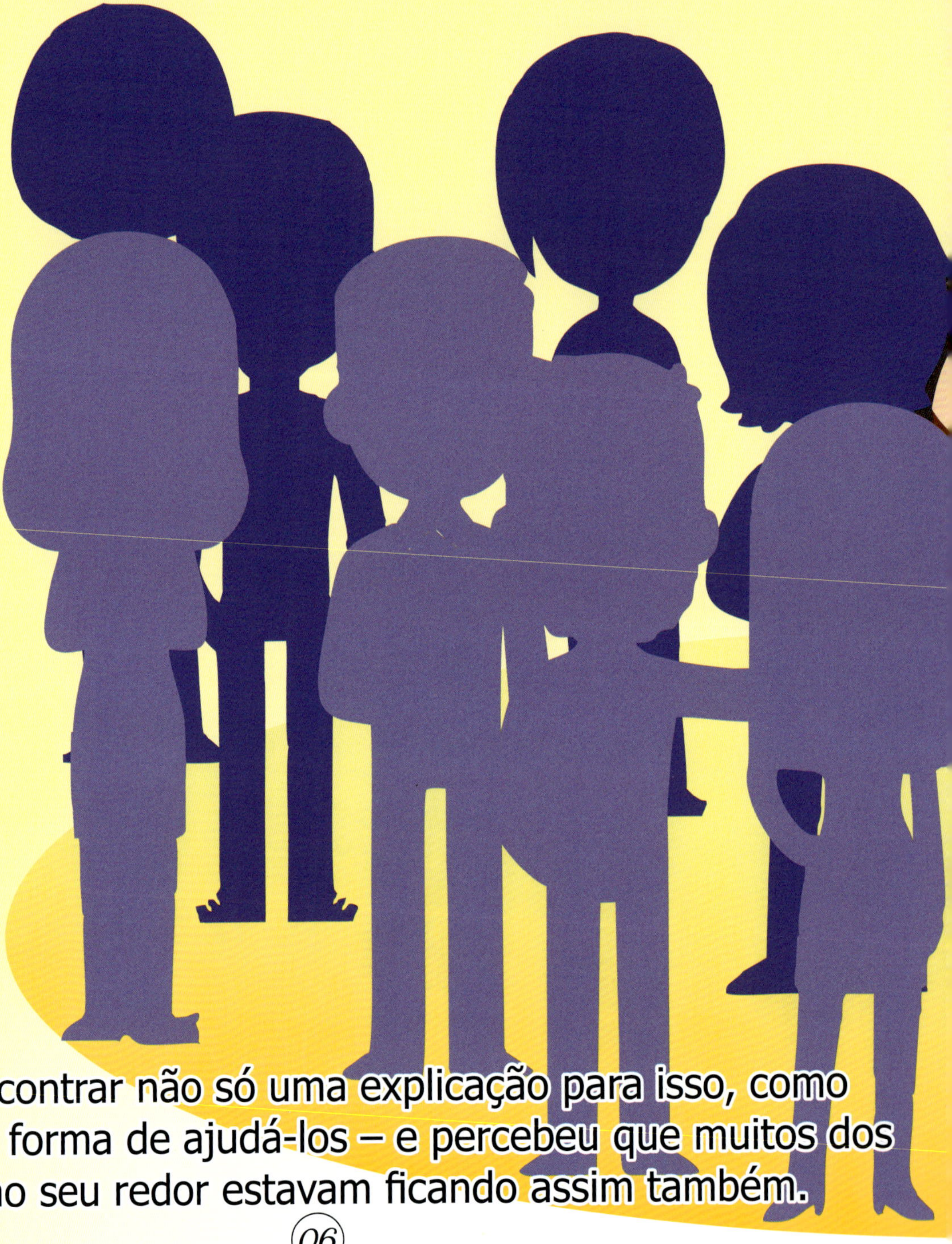

Ela quis encontrar não só uma explicação para isso, como também uma forma de ajudá-los – e percebeu que muitos dos adultos ao seu redor estavam ficando assim também.

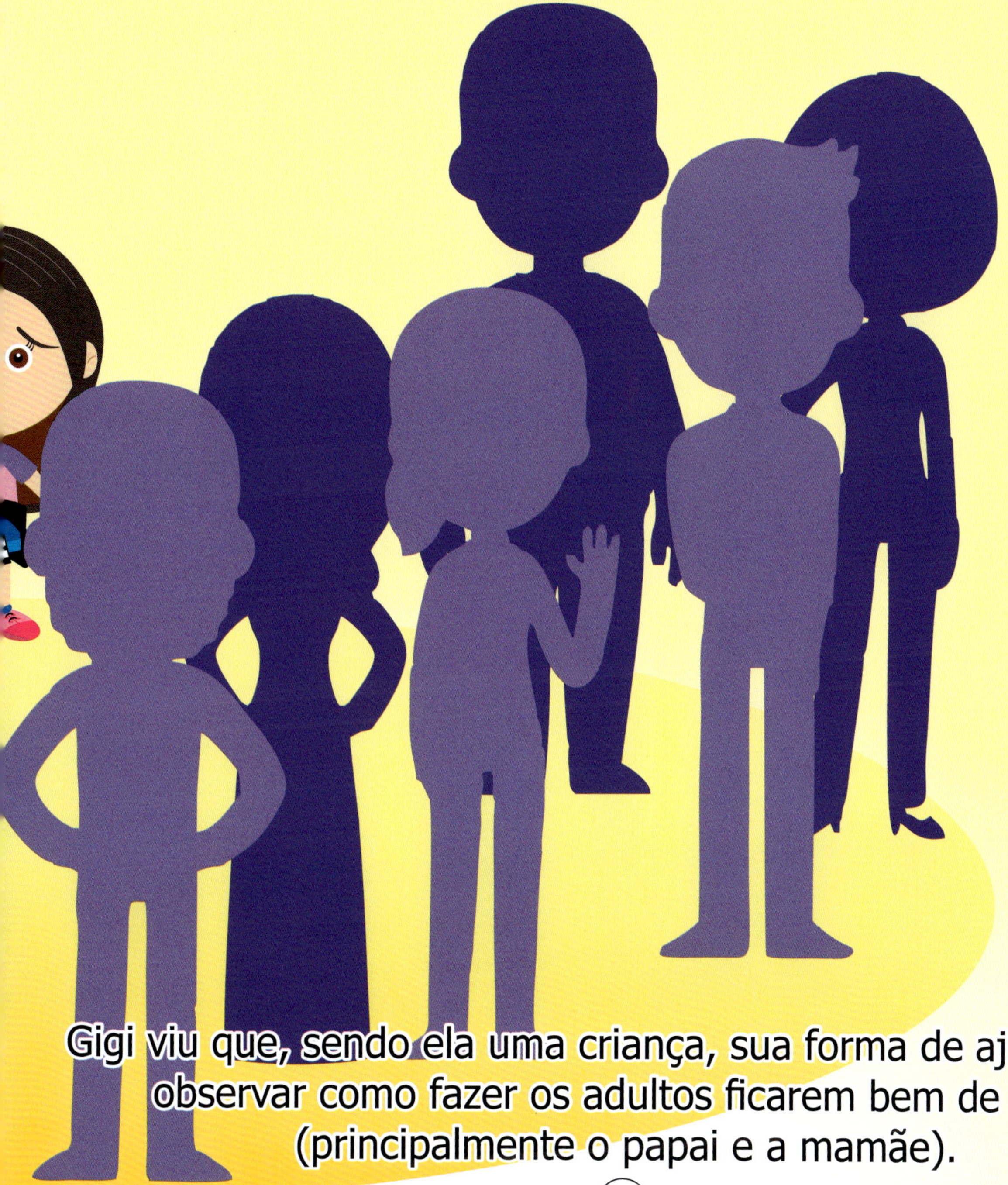

Gigi viu que, sendo ela uma criança, sua forma de ajudar seria observar como fazer os adultos ficarem bem de novo (principalmente o papai e a mamãe).

E ela observou que o professor de educação física na escola bebia água toda hora e parecia sempre feliz...

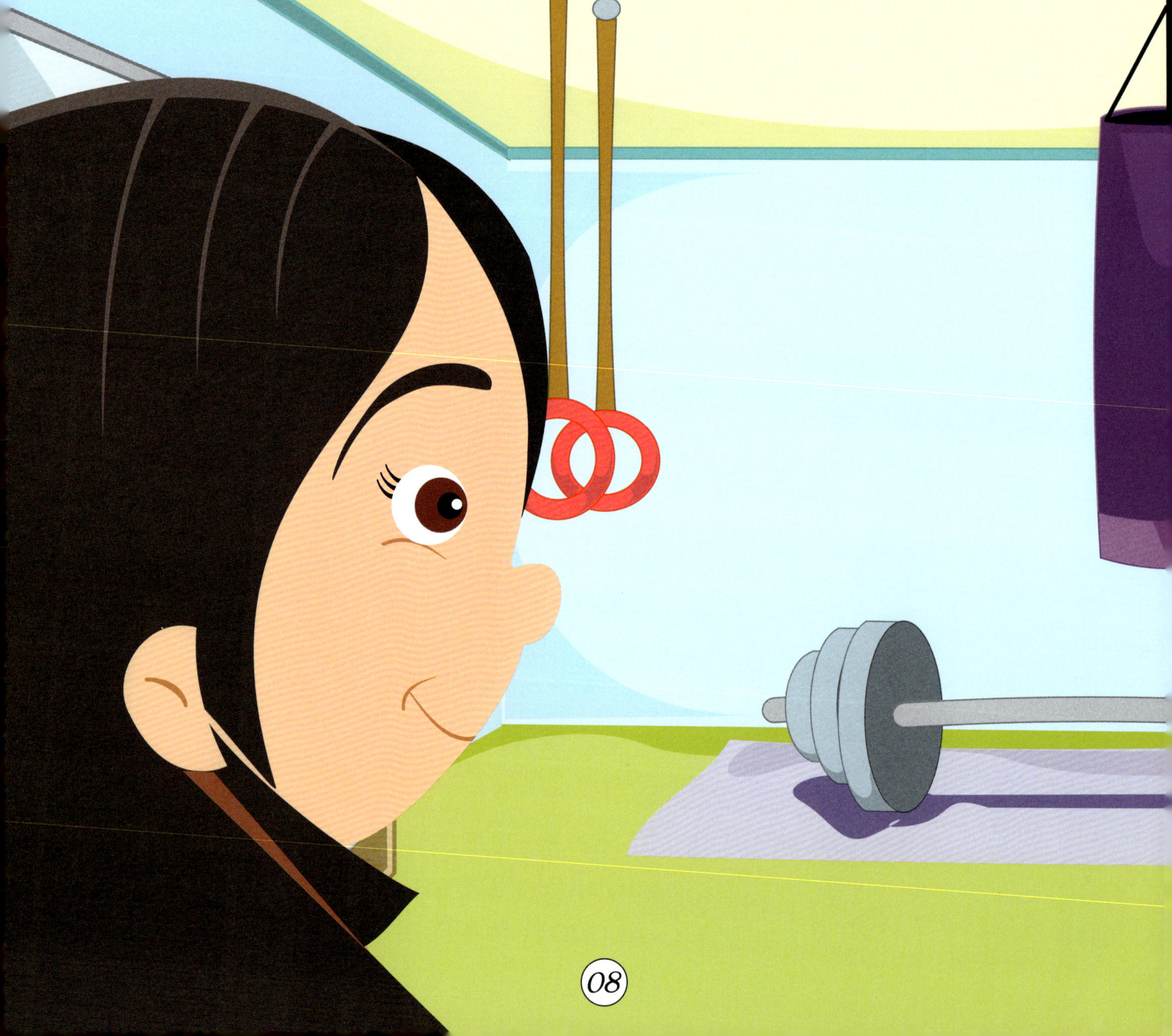

E pensou: tomar bastante água parece
uma coisa boa e certa!

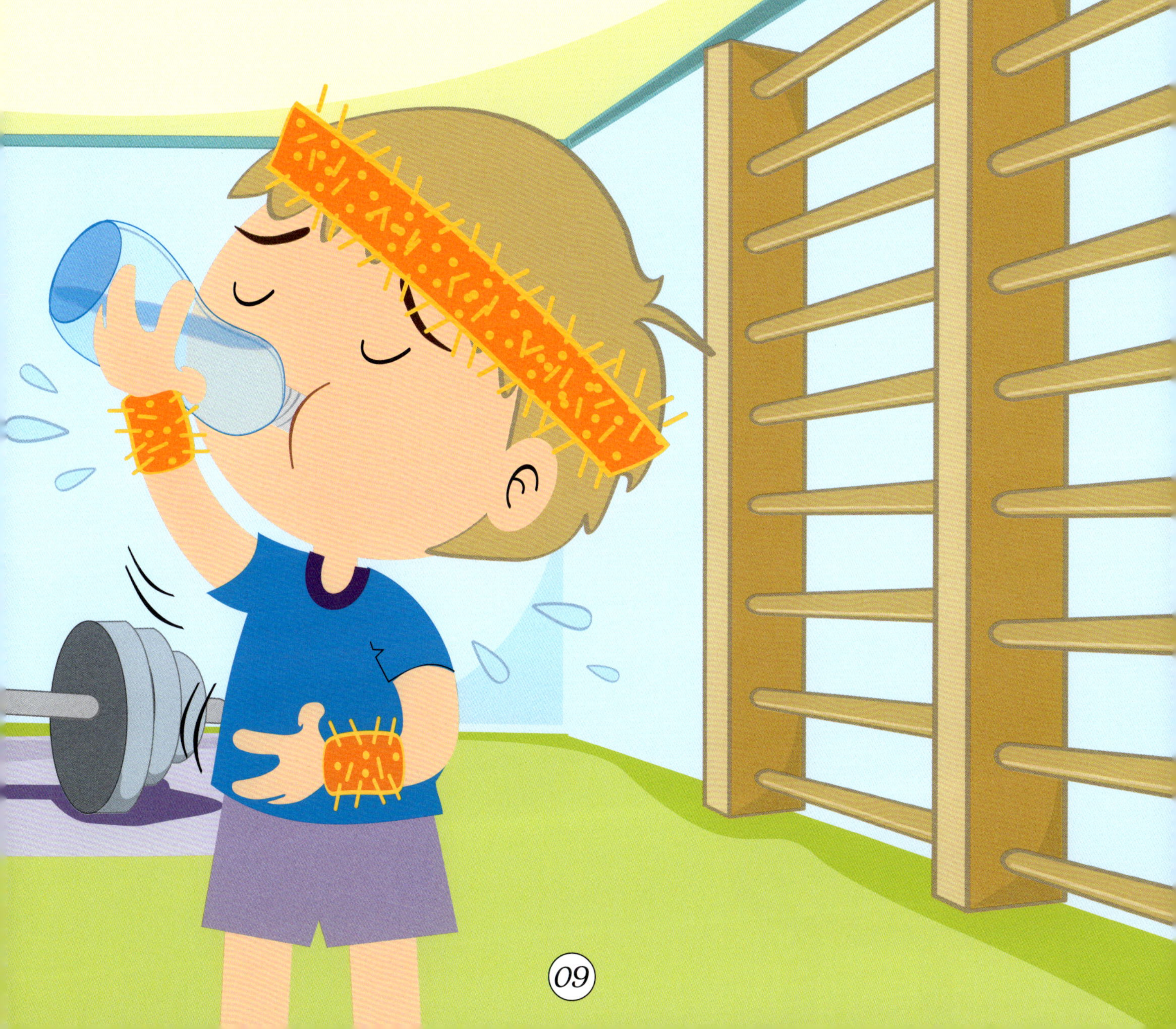

E Gigi observou que toda vez que comia alimentos mais saudáveis passava o dia todo brincando e, quando se cansava, bastava parar um pouco e comer bem de novo que a energia voltava...

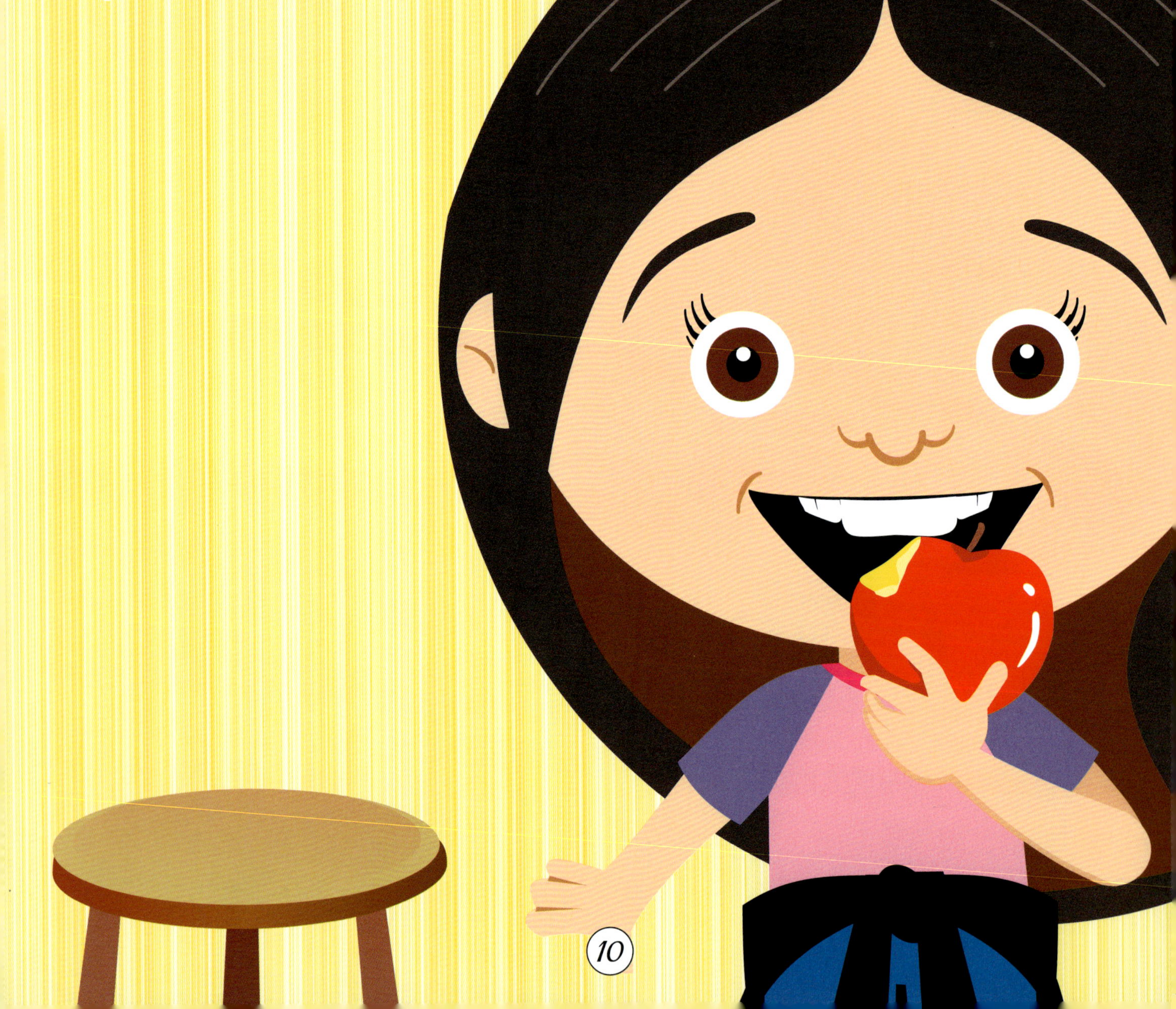

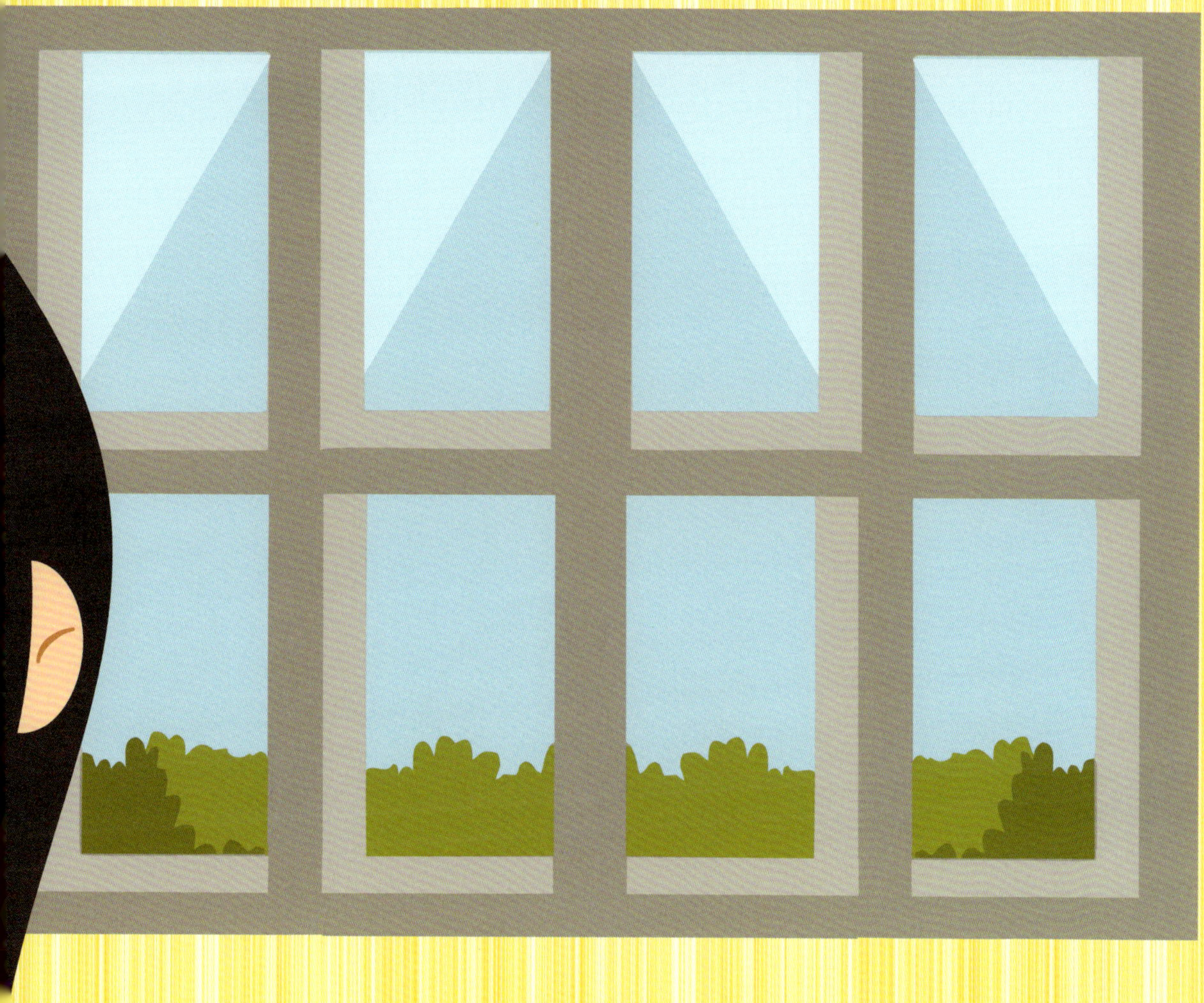

E pensou: comer direito e várias vezes por dia
parece bom e certo!

E ela observou que tinha gente na TV que, quando respirava fundo, soltava um grande sorriso feliz depois...

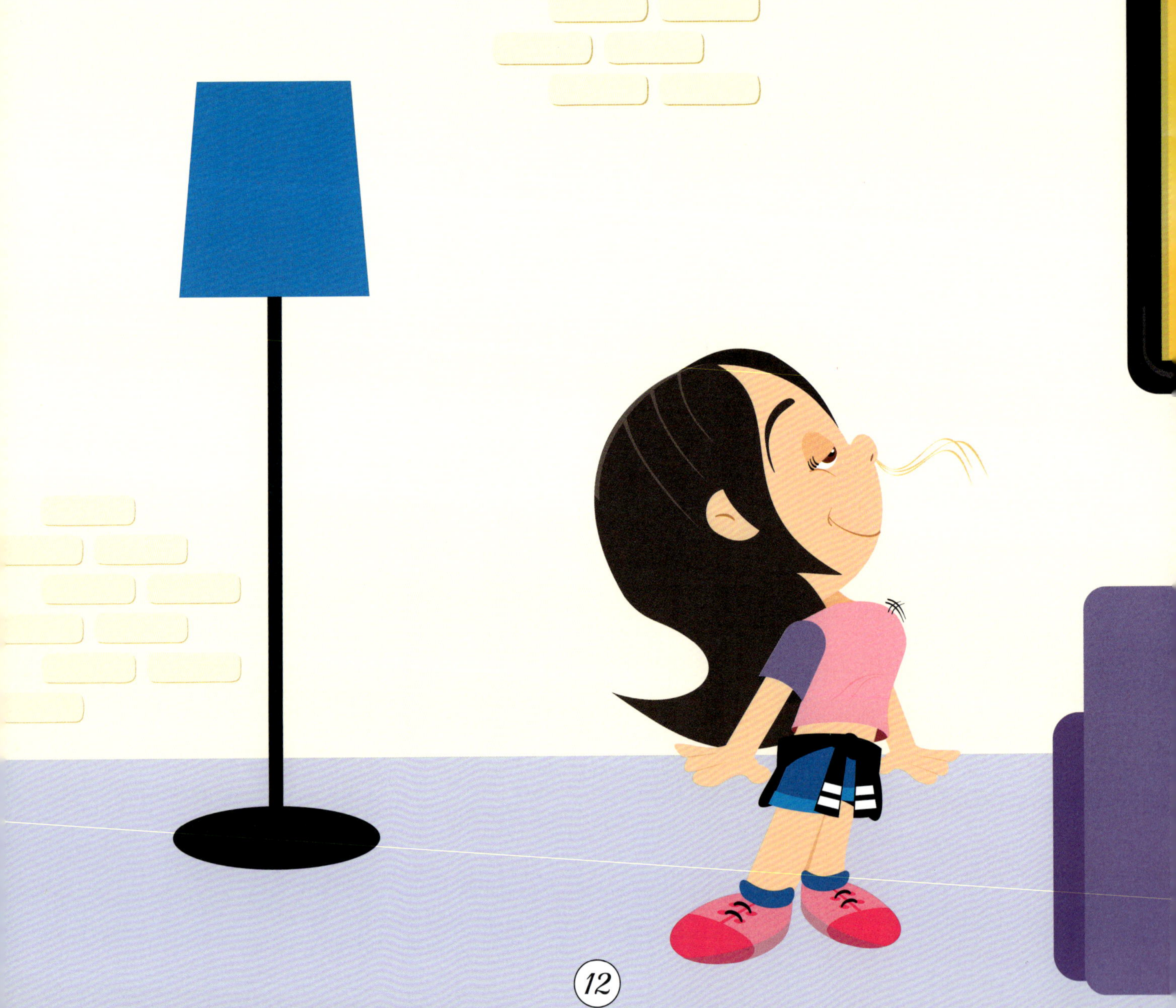

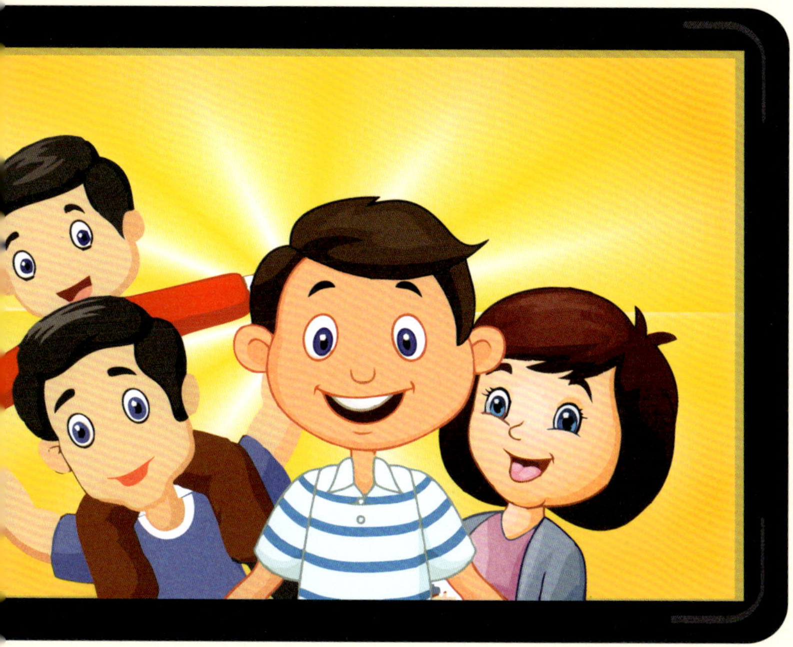

E pensou: respirar bem toda hora, muitas vezes por dia, parece bom e certo!

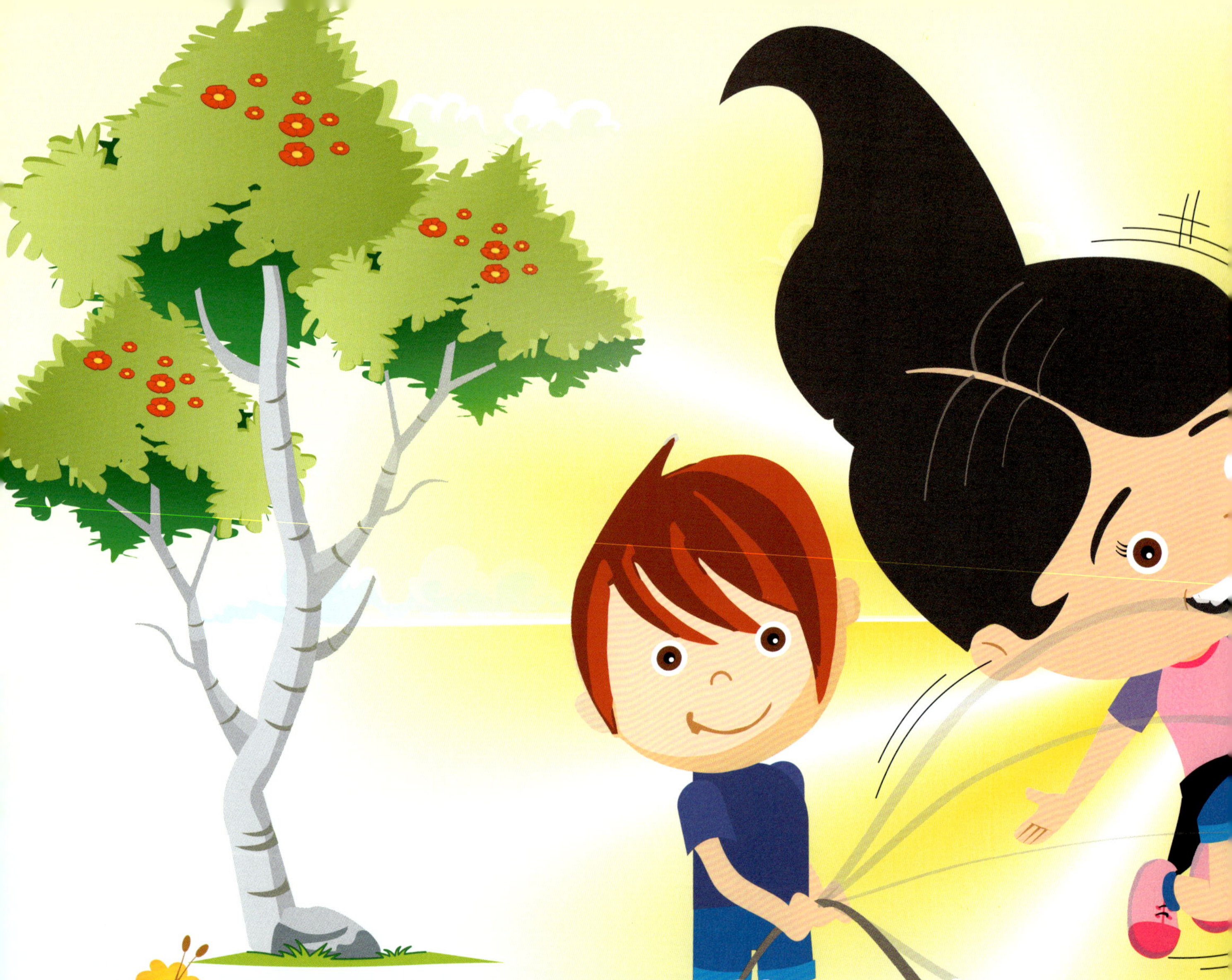

E ela observou que os dias mais felizes para ela e seus coleguinhas eram aqueles em que corriam, brincavam e pulavam bastante, e que seus pais falavam “nossa, hoje ela fez tanto exercício que não sei como aguenta!”...

E pensou: fazer exercícios sempre parece bom e certo!

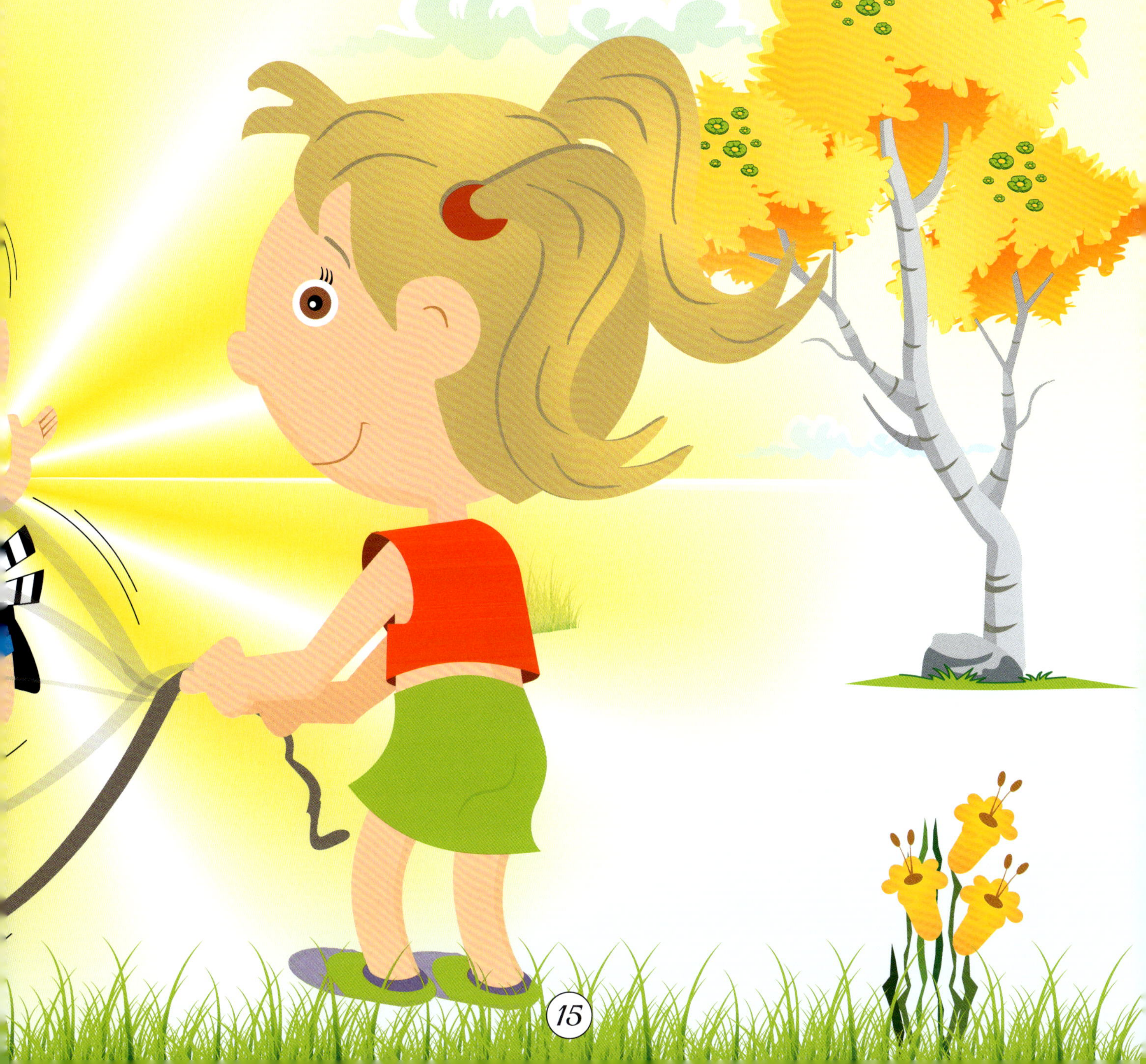

E ela observou que, aos finais de semana, o papai e a mamãe acordavam mais tarde, dizendo que "tinham dormido demais", mas que eram os dias em que estavam mais felizes e de bom humor...

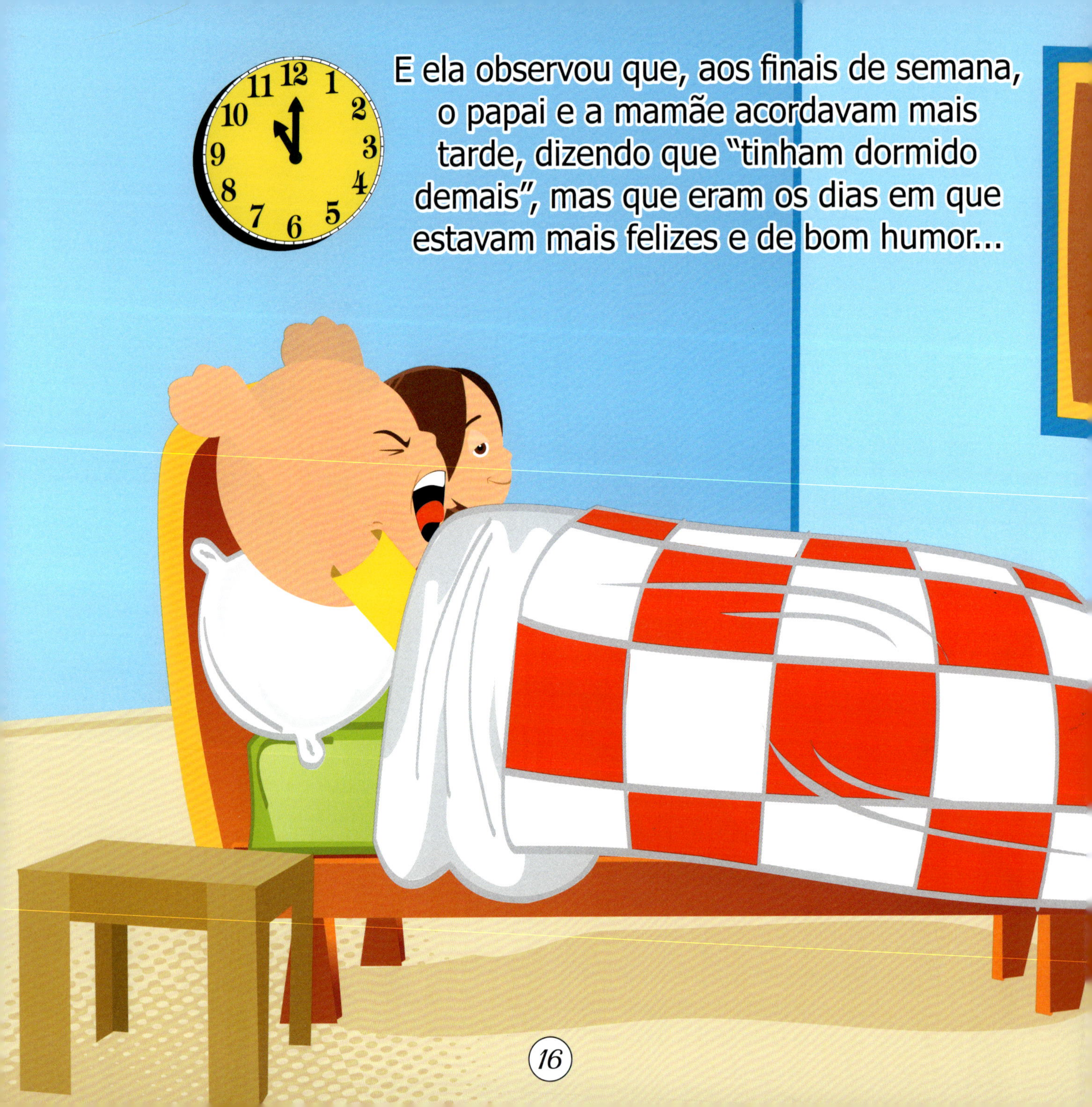

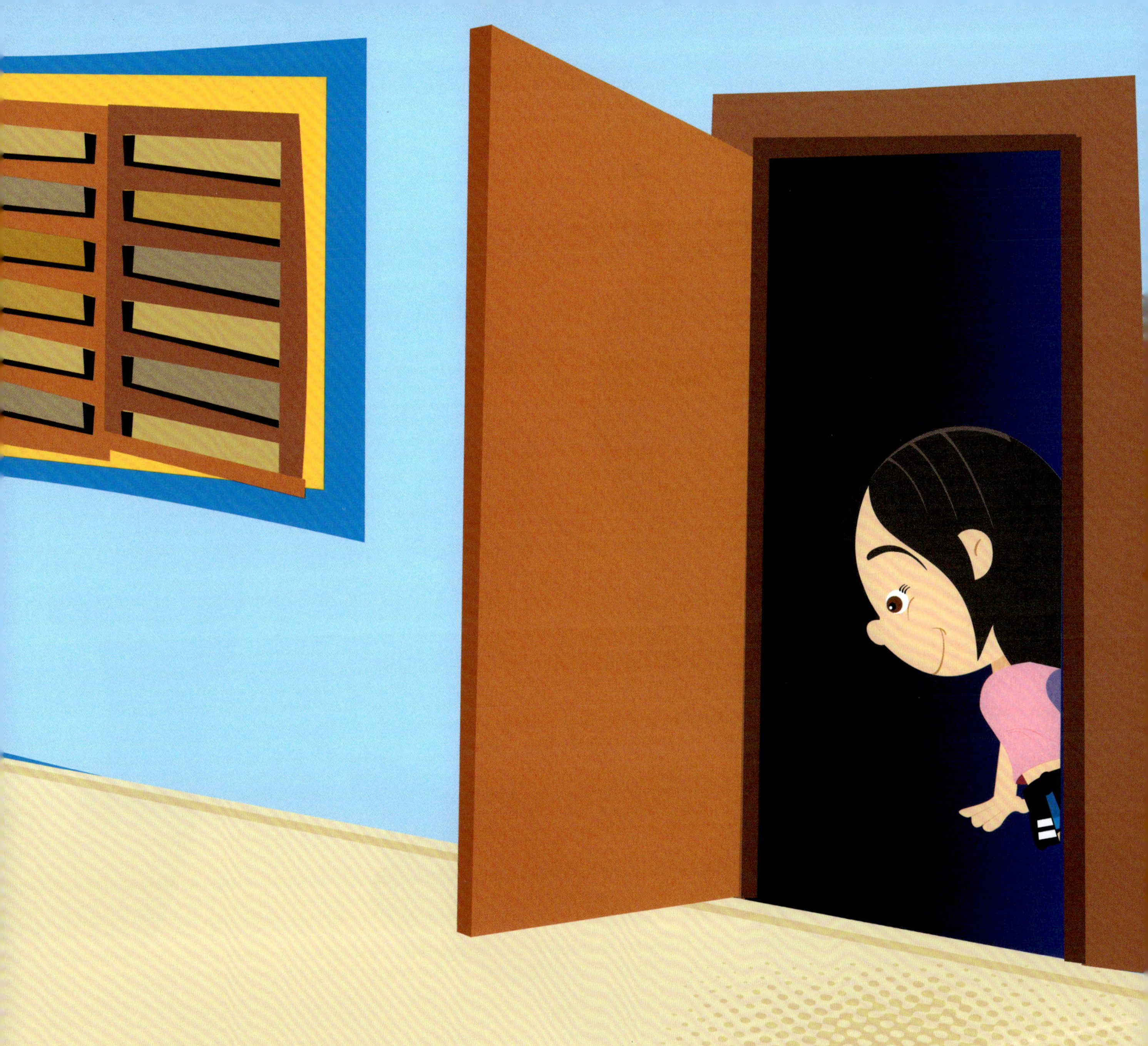

E pensou: dormir bem faz bem e parece bom e certo!

E ela observou que, quando os adultos ficavam nervosos, pareciam muito tristes, preocupados, falavam alto e brigavam com todo mundo, e que nessas horas diziam que estavam estressados...

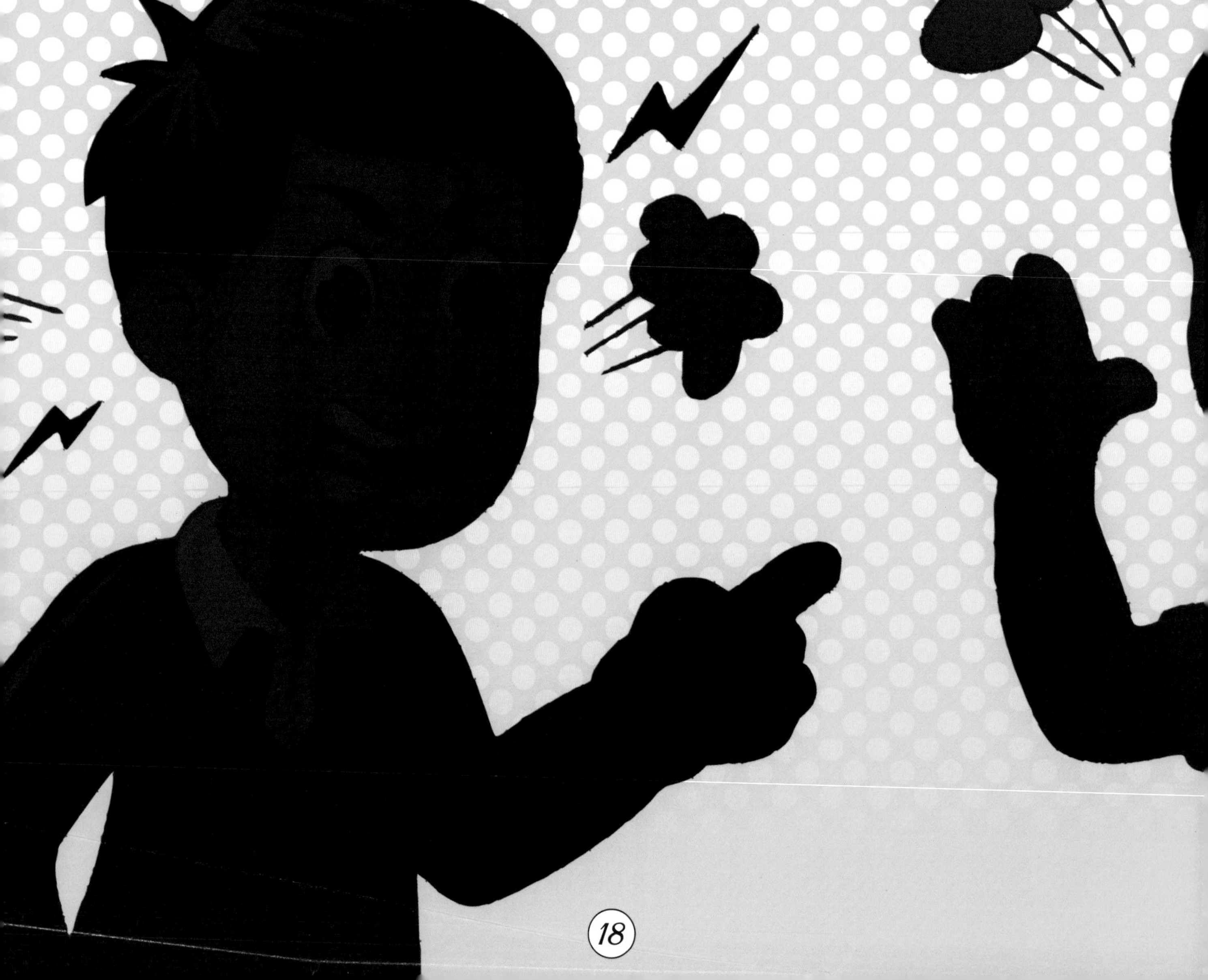

E pensou: ficar menos estressado (ou não ficar), faz bem e parece bom e certo!

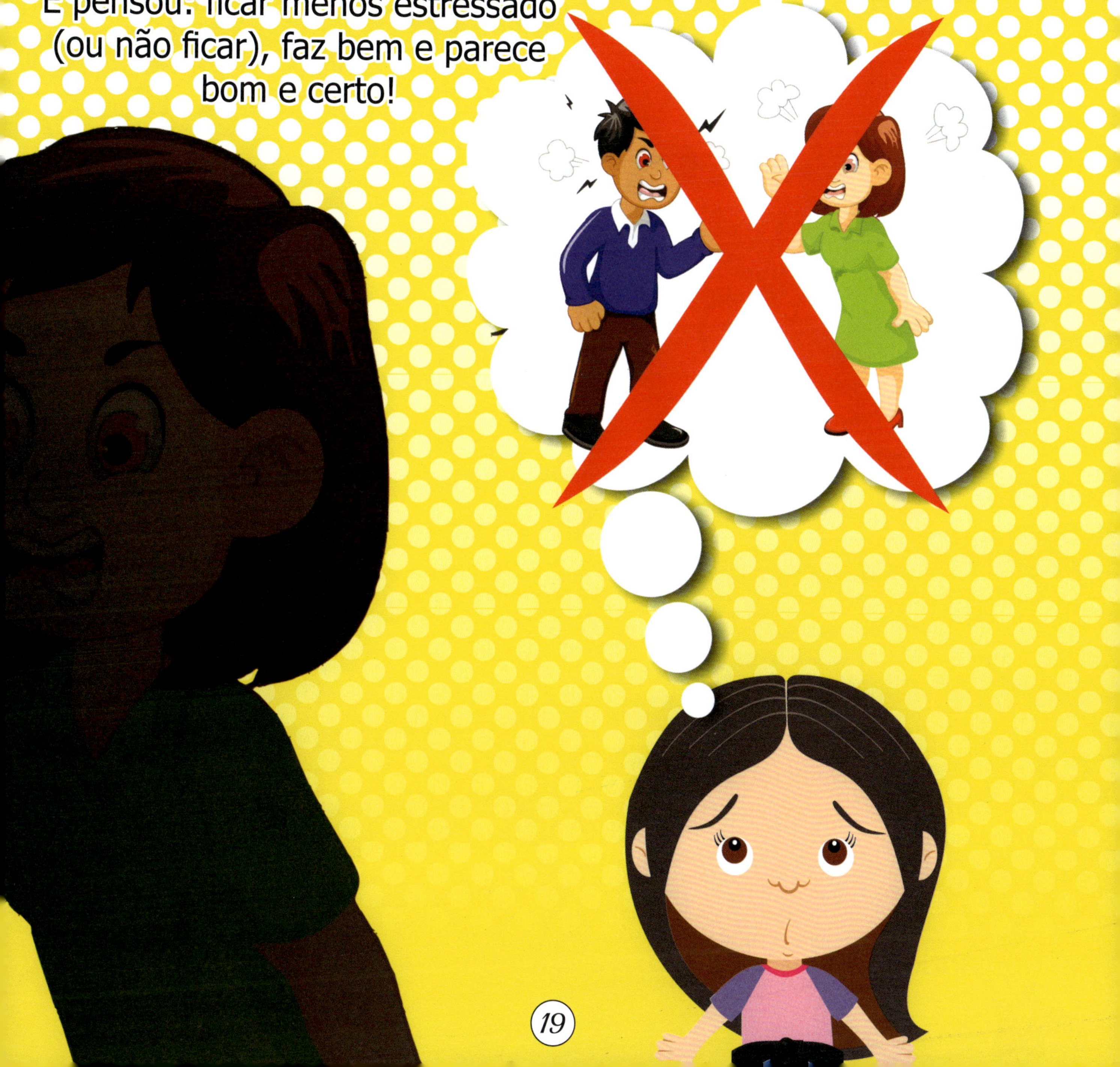

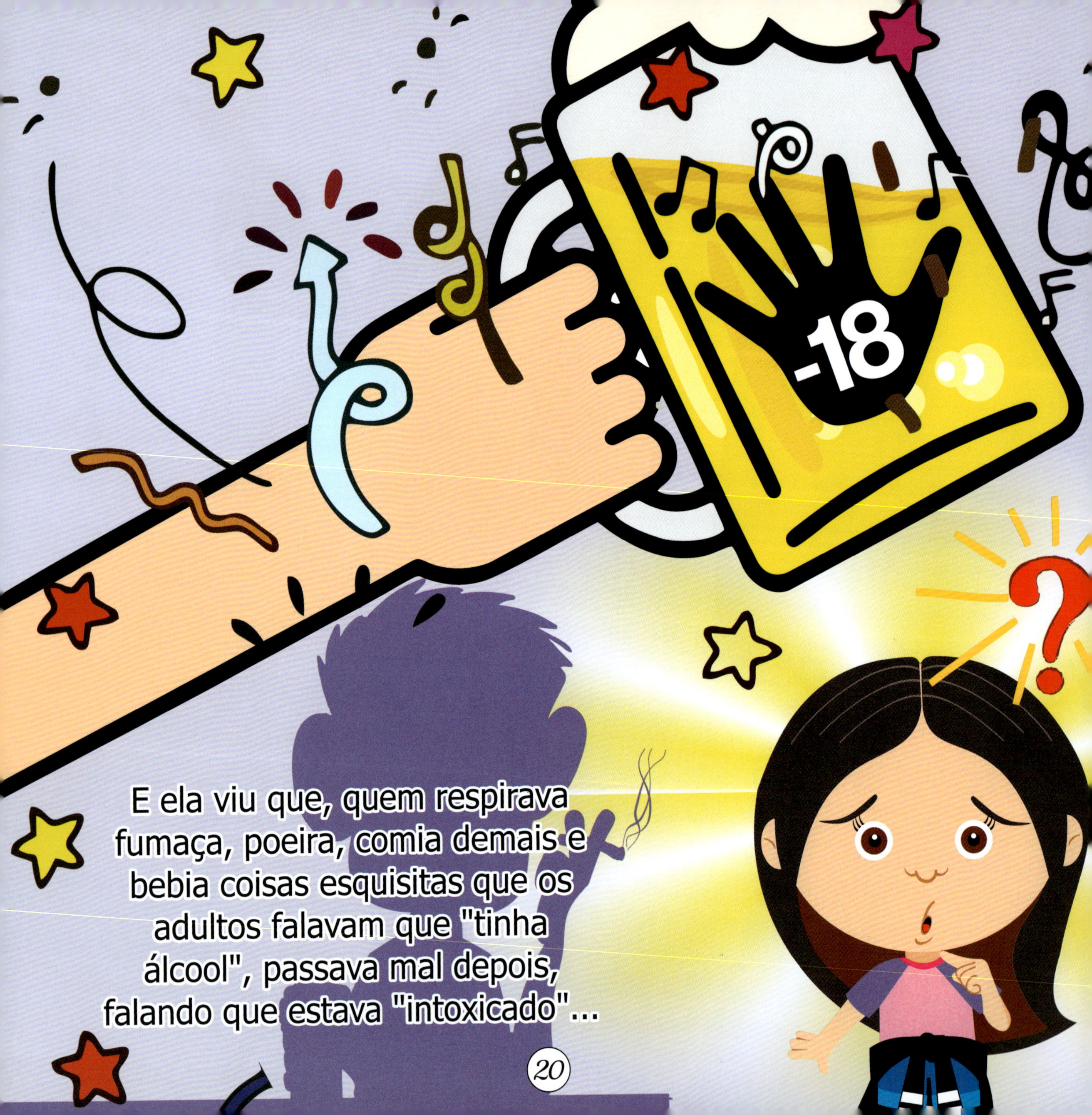

E ela viu que, quem respirava fumaça, poeira, comia demais e bebia coisas esquisitas que os adultos falavam que "tinha álcool", passava mal depois, falando que estava "intoxicado"...

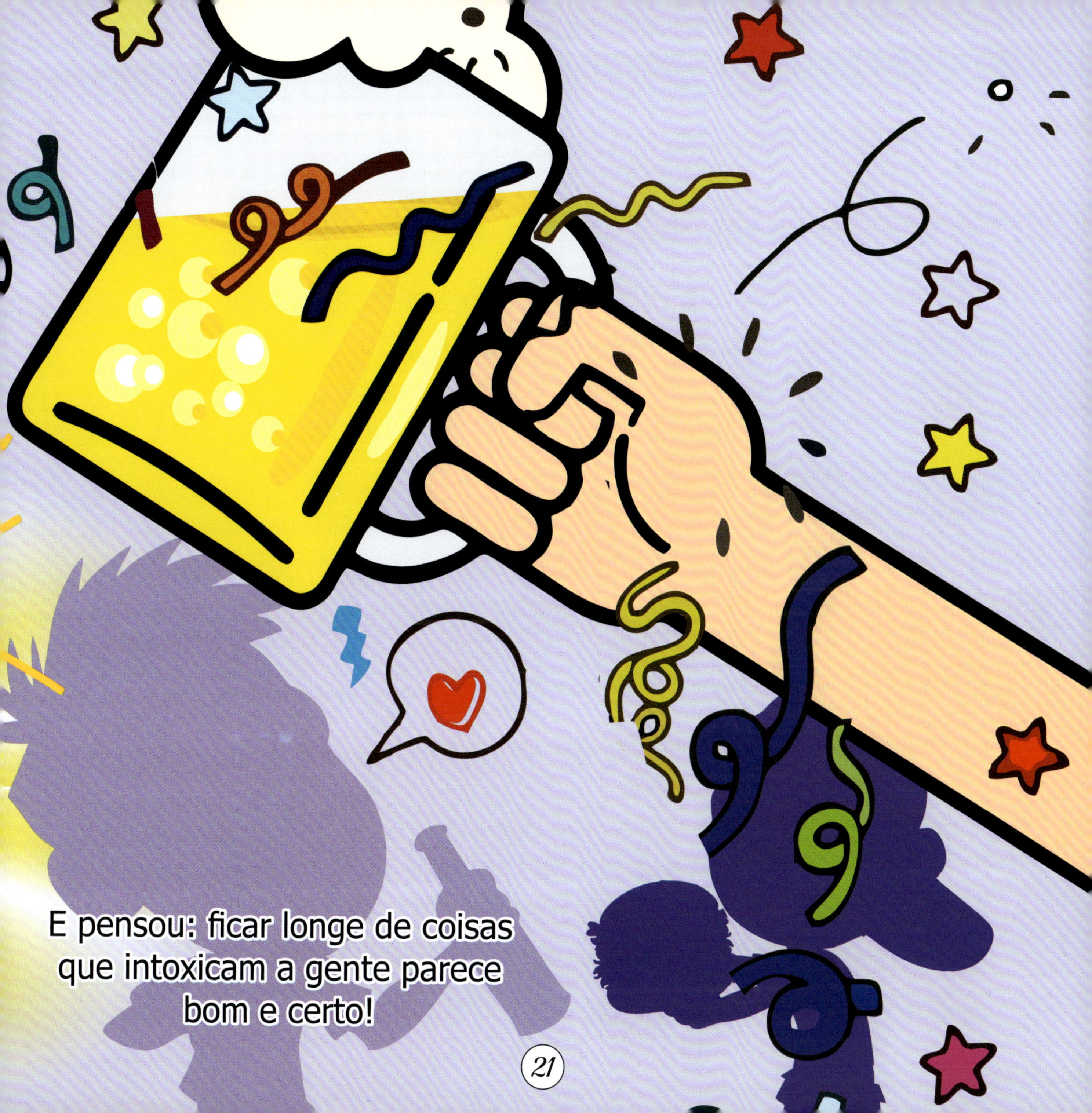

E pensou: ficar longe de coisas que intoxicam a gente parece bom e certo!

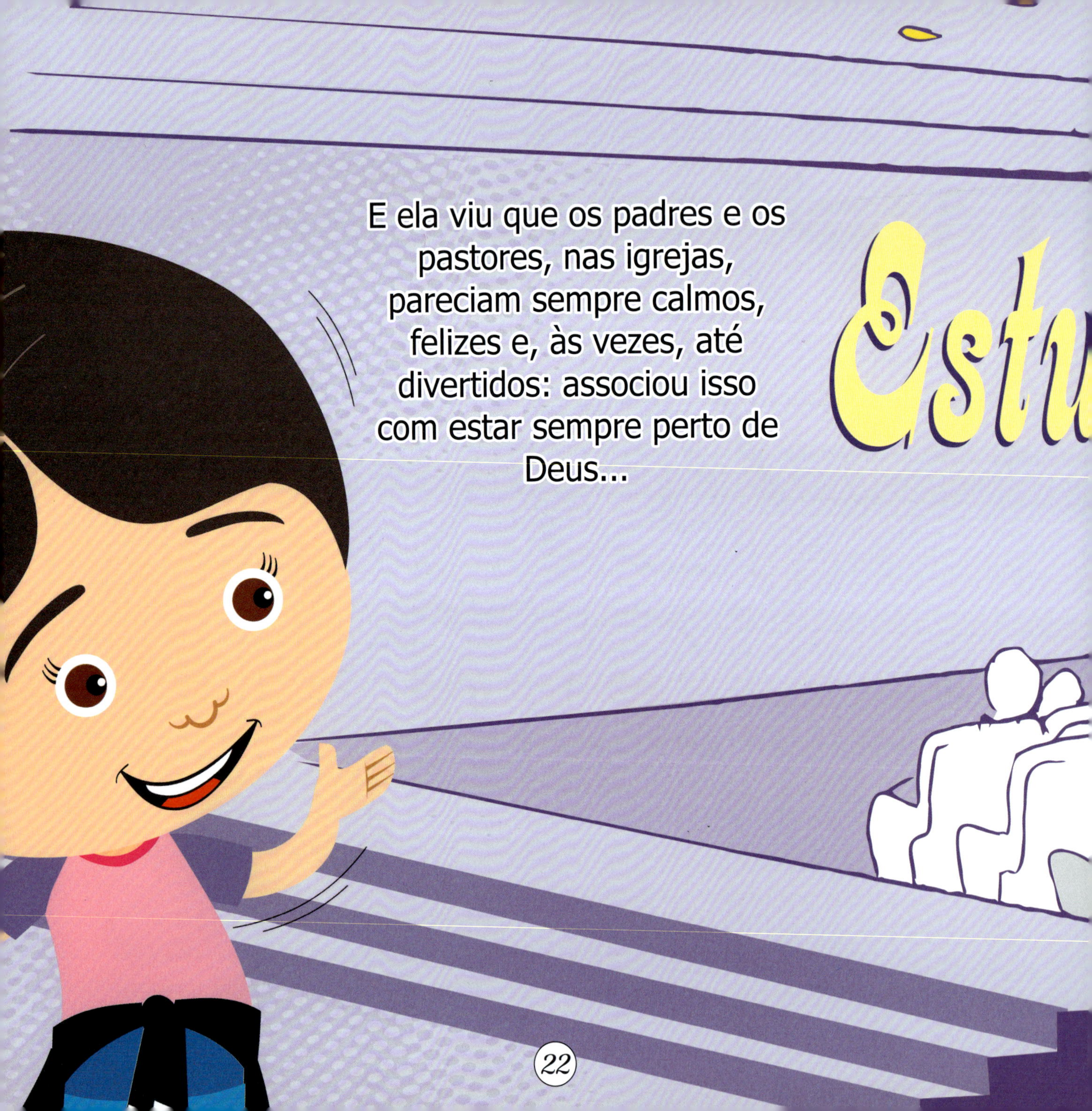

E ela viu que os padres e os pastores, nas igrejas, pareciam sempre calmos, felizes e, às vezes, até divertidos: associou isso com estar sempre perto de Deus...

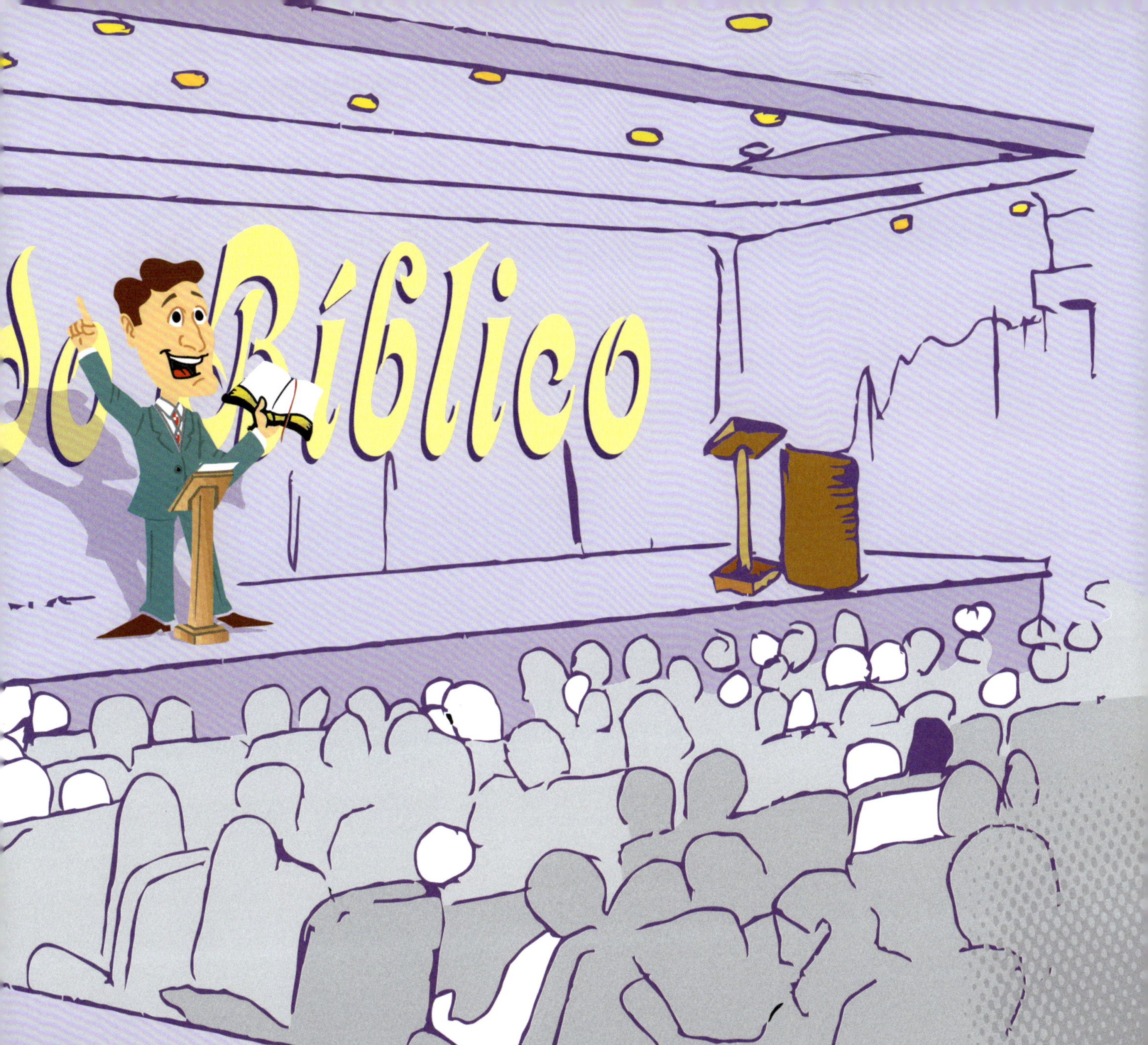

E pensou: conversar sempre com Deus parece bom e certo!

E ela viu que quando acordava feliz e pensava nas coisas boas que ia fazer ao longo do dia, seu dia costumava ser muito bom – seus pais explicaram para ela que isso era "pensar positivo"...

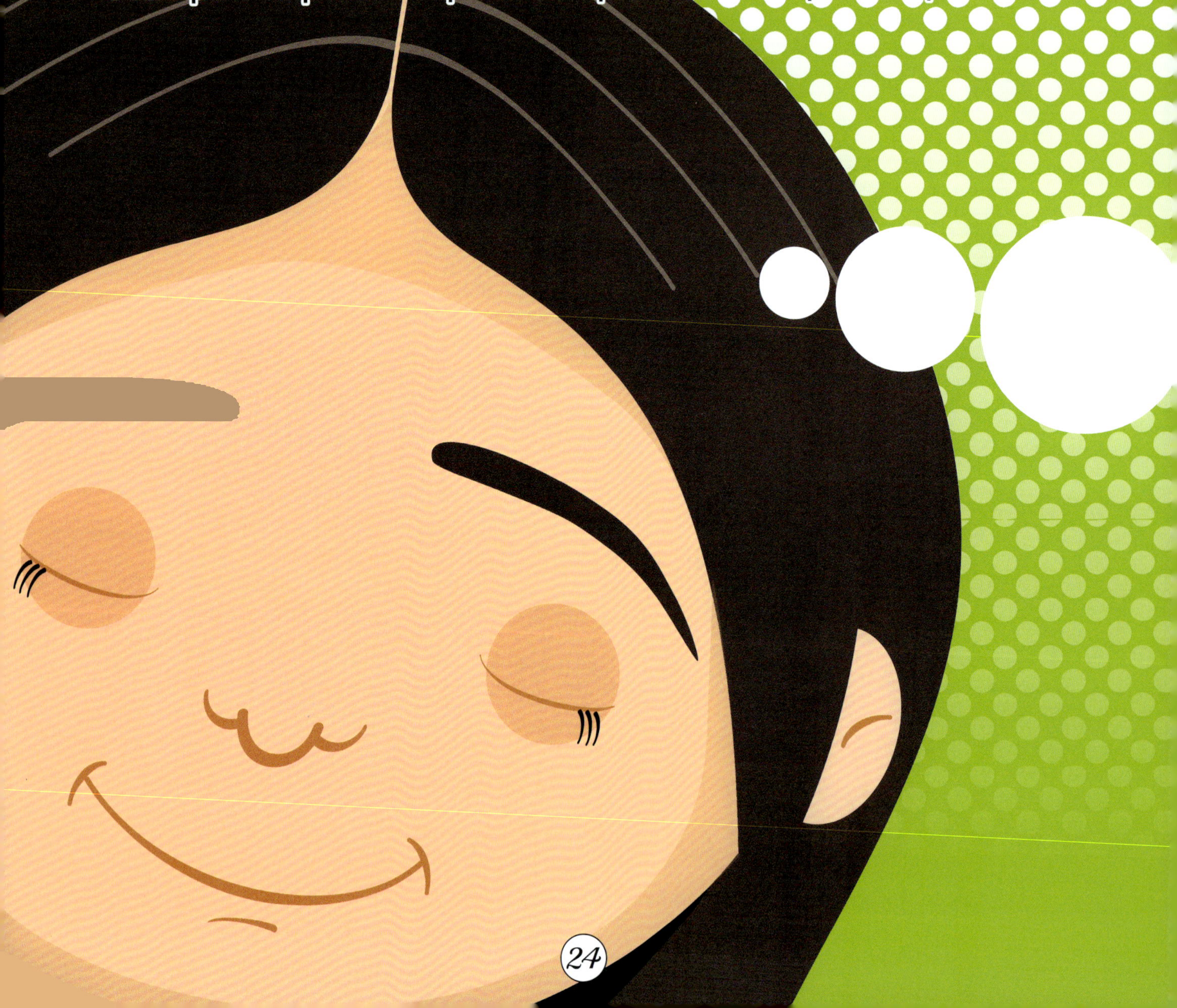

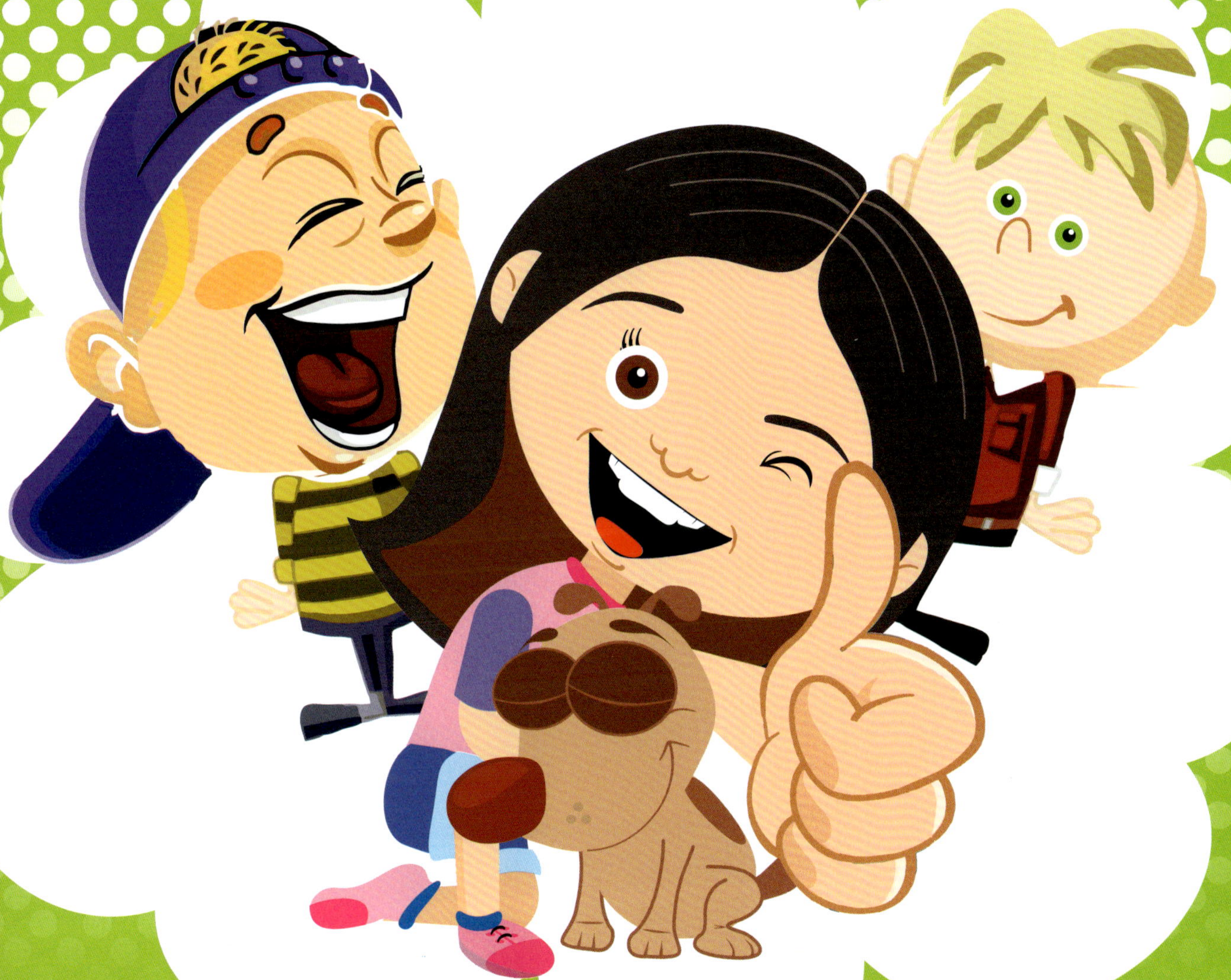

E pensou: "pensar positivo" parece bom e certo!

E ela viu que, quando tinha algo importante para fazer dentro de algumas horas, ou no dia seguinte, e deixava tudo pronto e preparado antes, não esquecia de nada e chegava na hora, sem correria – e que os adultos chamavam isso de organização e planejamento...

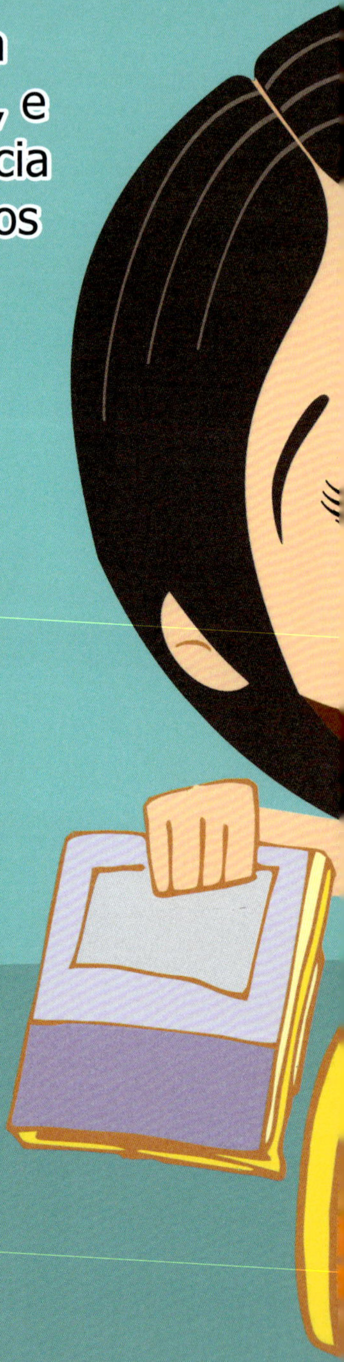

E pensou: deixar tudo pronto e preparado, ser organizado e planejar as coisas parece bom e certo!

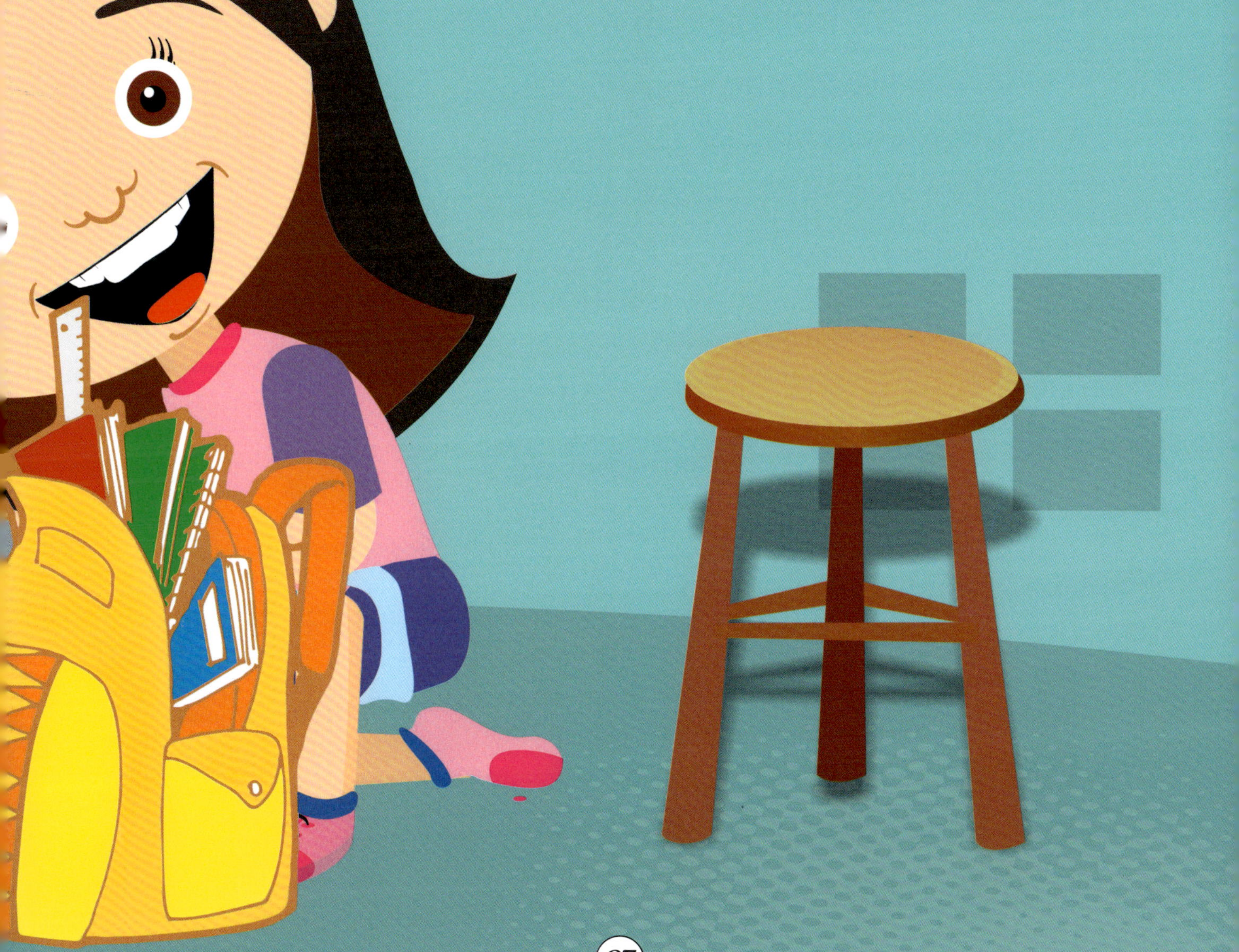

E ela viu que quando tinha dúvidas, ela, curiosa que era, buscava estudar para descobrir as respostas: perguntando para os outros, nos livros, na internet...

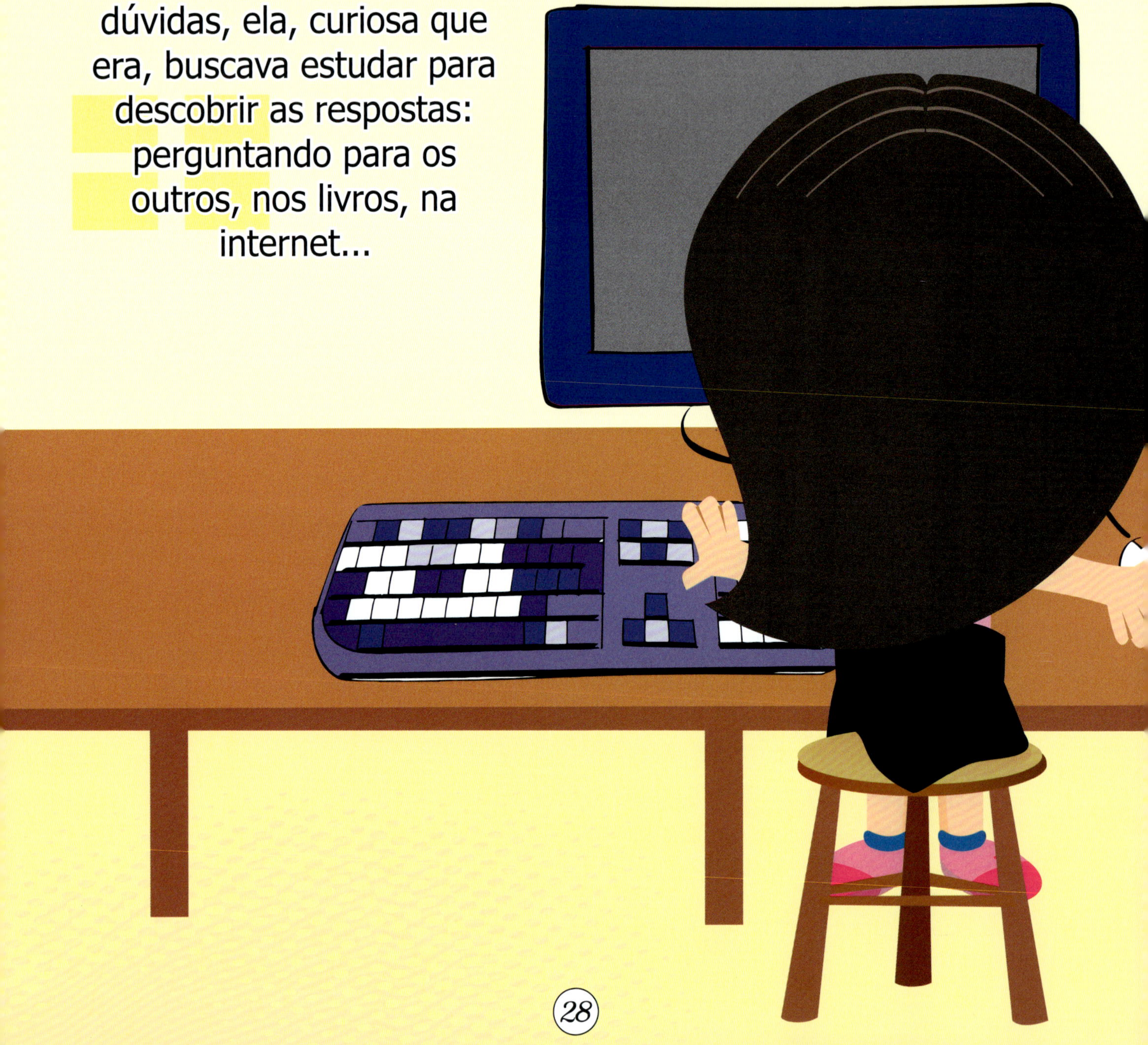

E pensou: estudar muito e
sempre buscar respostas
parece bom e certo!

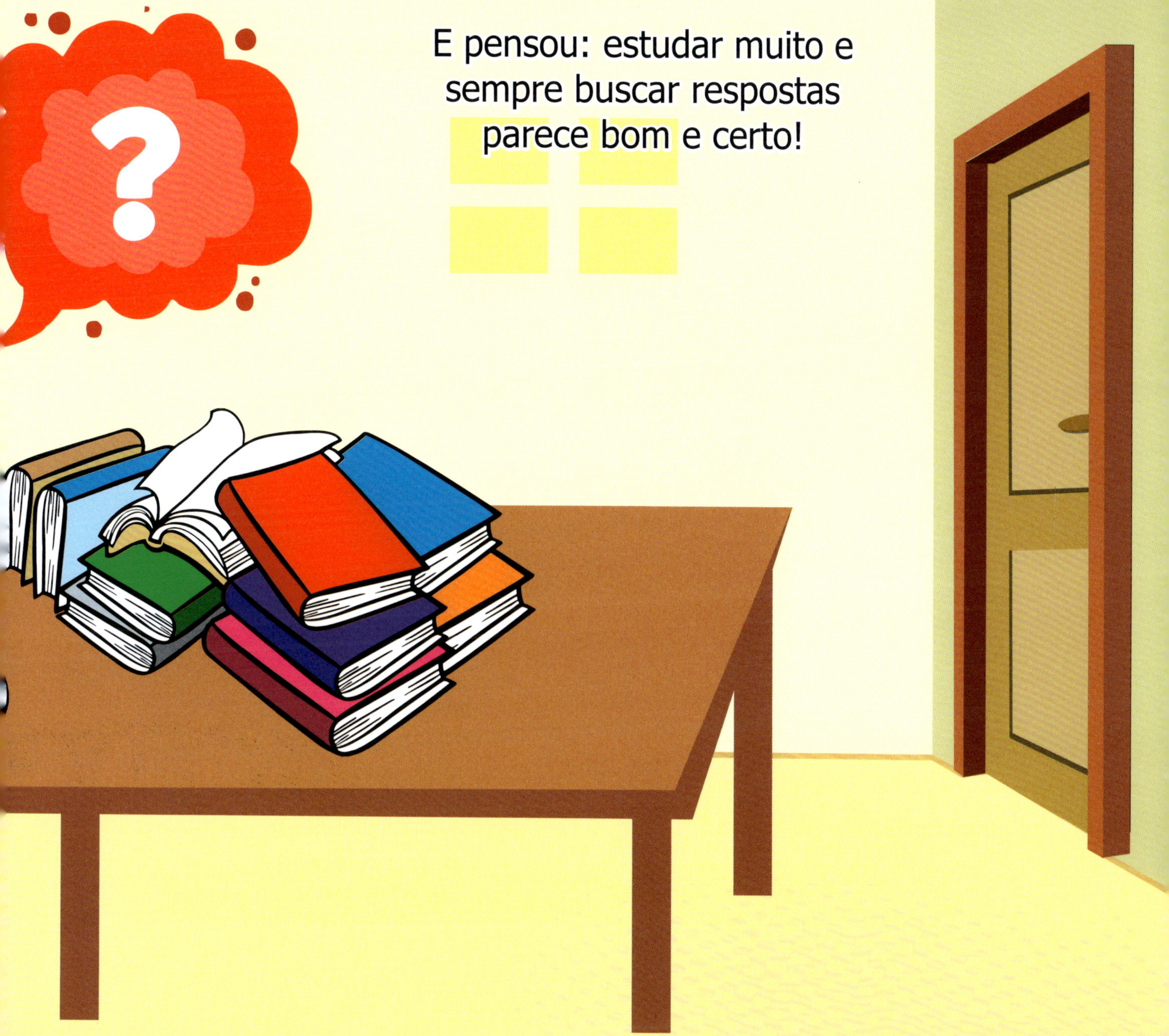

E ela viu que precisava ir ao médico e ao dentista de vez em quando, tanto para não ficar doente quanto para, quando ficasse doente, sarar mais rápido...

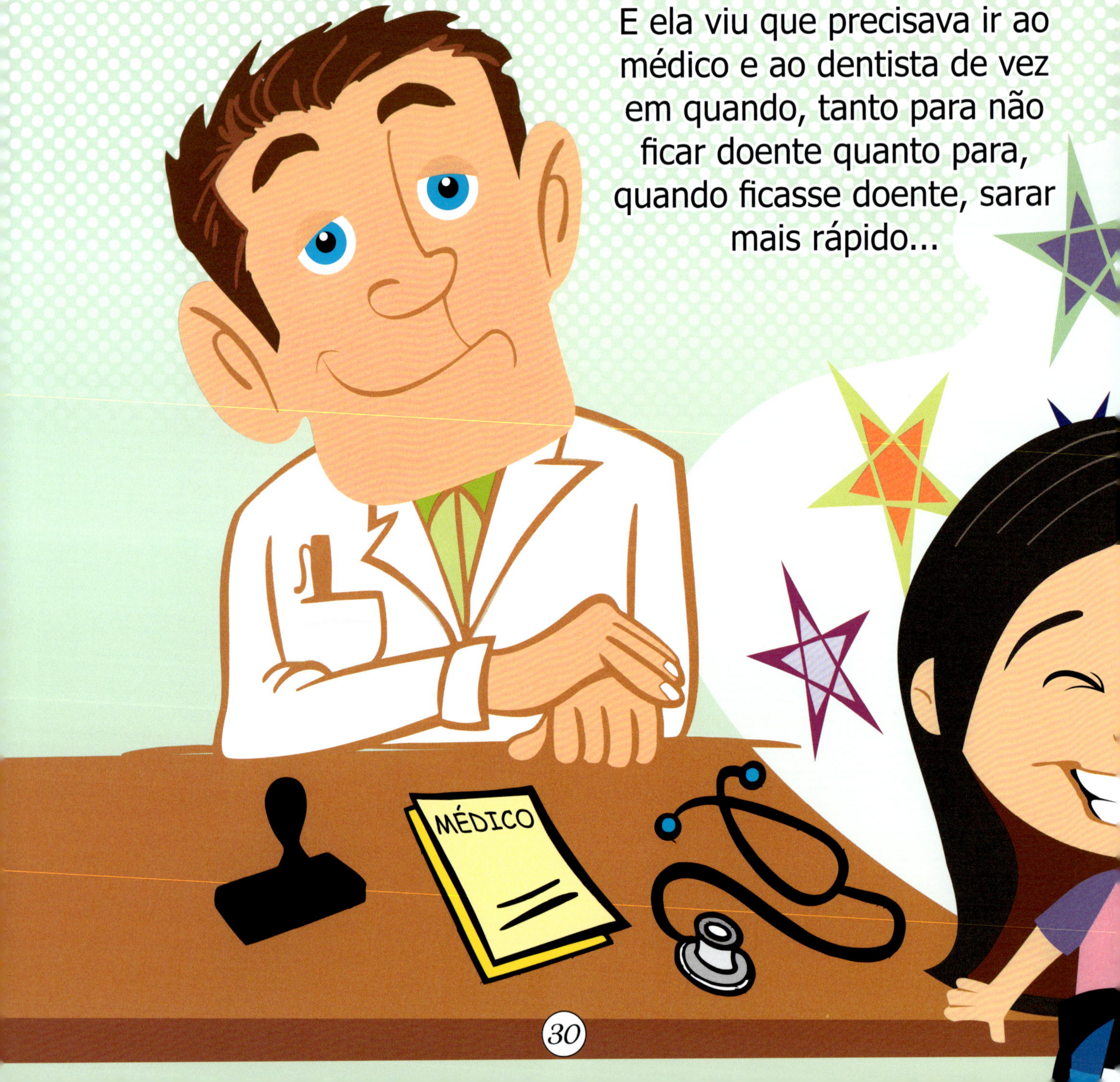

E pensou: ir ao médico e ao dentista de vez em quando parece bom e certo!

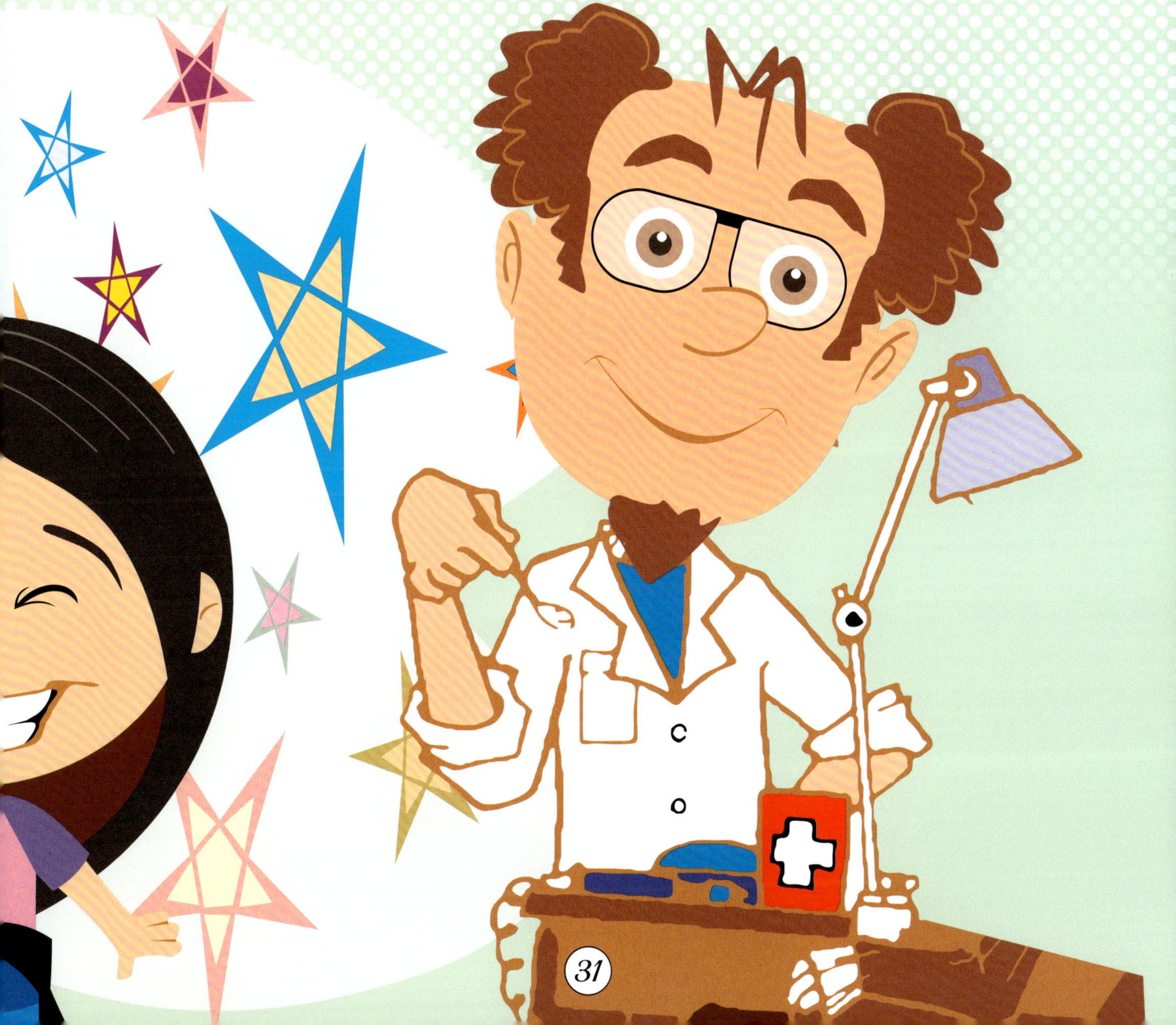

Gigi juntou tudo isso em sua cabecinha brilhante e foi conversar com seus pais. E ela viu que tinha muitos pensamentos durante o dia e que nem todos eram bons (e que todo mundo tem esses). Mas quando procurava ler, conversar e assistir coisas boas e felizes, tinha muito mais pensamentos bons do que ruins.
E pensou: ocupar a cabeça com mais coisas boas parece bom e certo!

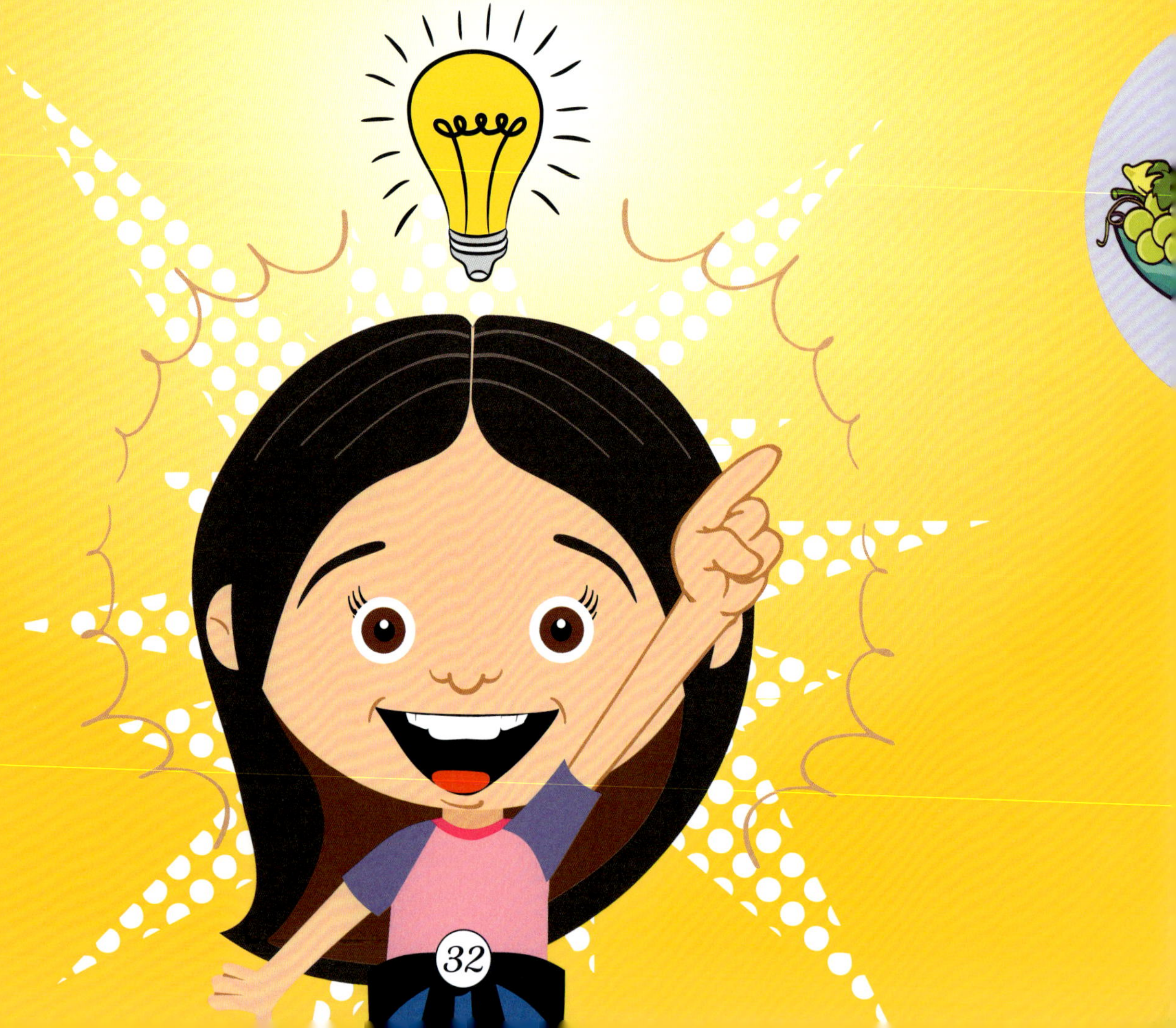

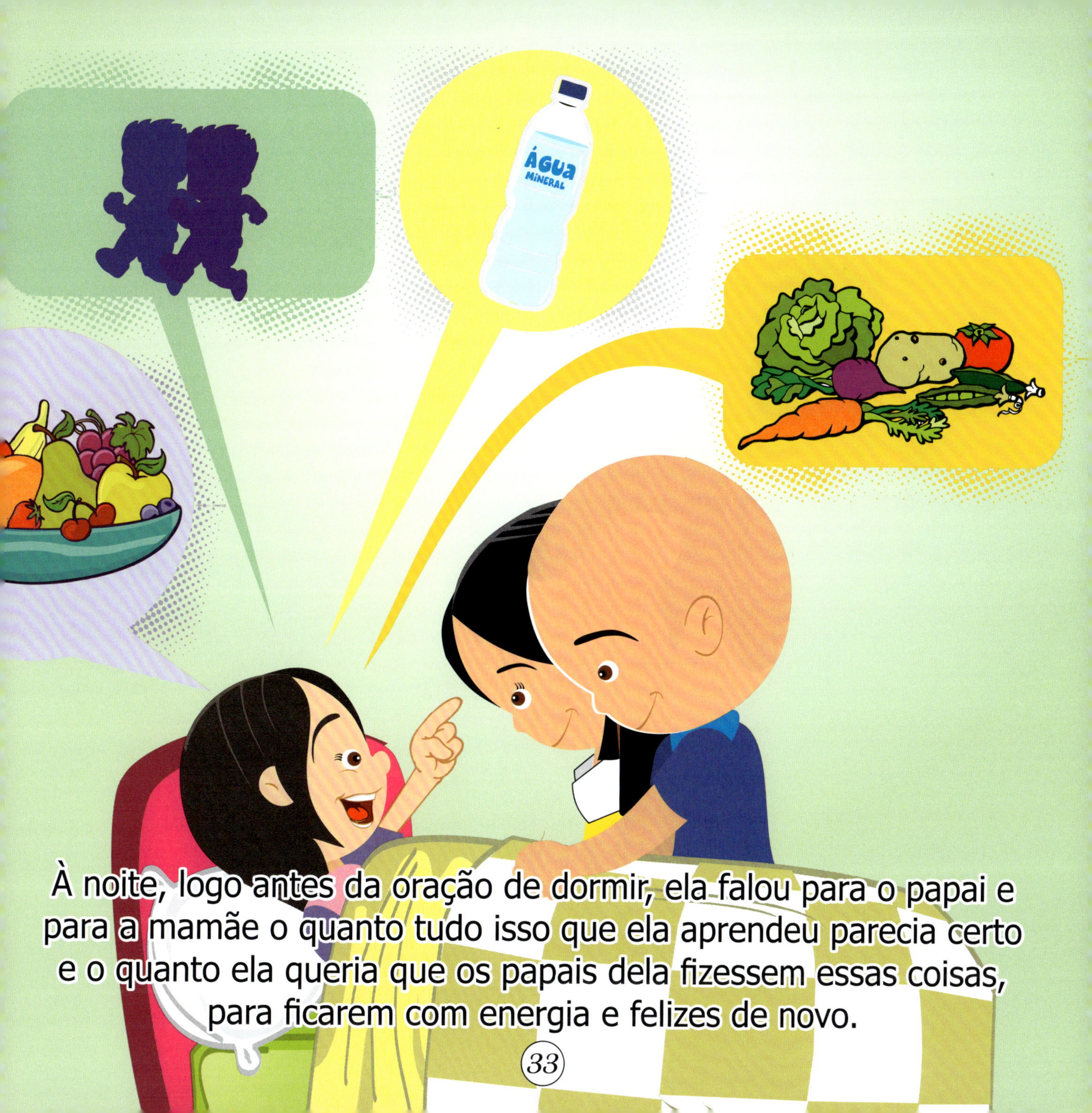

À noite, logo antes da oração de dormir, ela falou para o papai e para a mamãe o quanto tudo isso que ela aprendeu parecia certo e o quanto ela queria que os papais dela fizessem essas coisas, para ficarem com energia e felizes de novo.

Os papais da Gigi não conseguiam dizer uma só palavra: ficaram tão surpresos e felizes com a ideia de Gigi que só conseguiram abraçá-la bem forte enquanto, juntinhos, escutavam a oração dela.

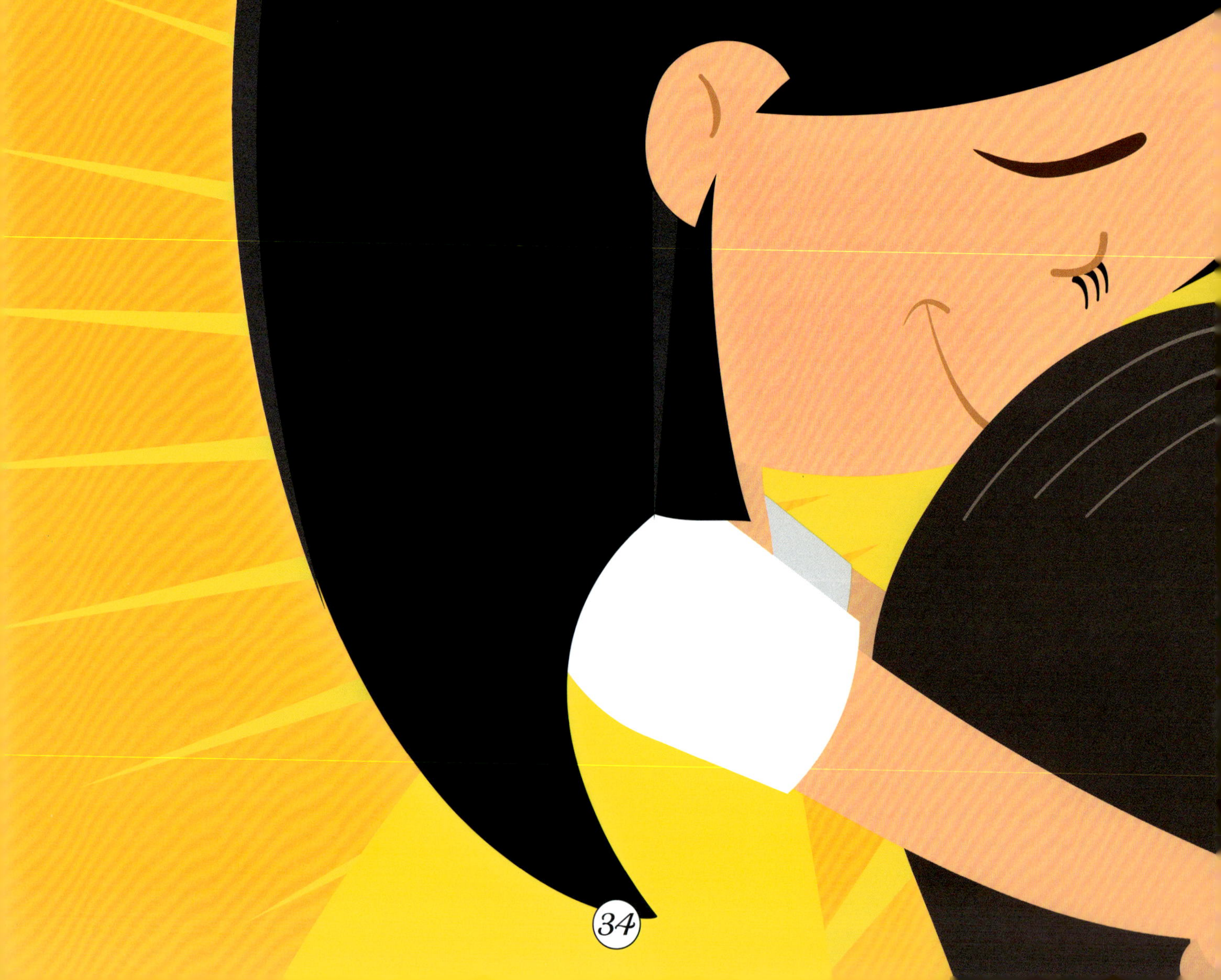

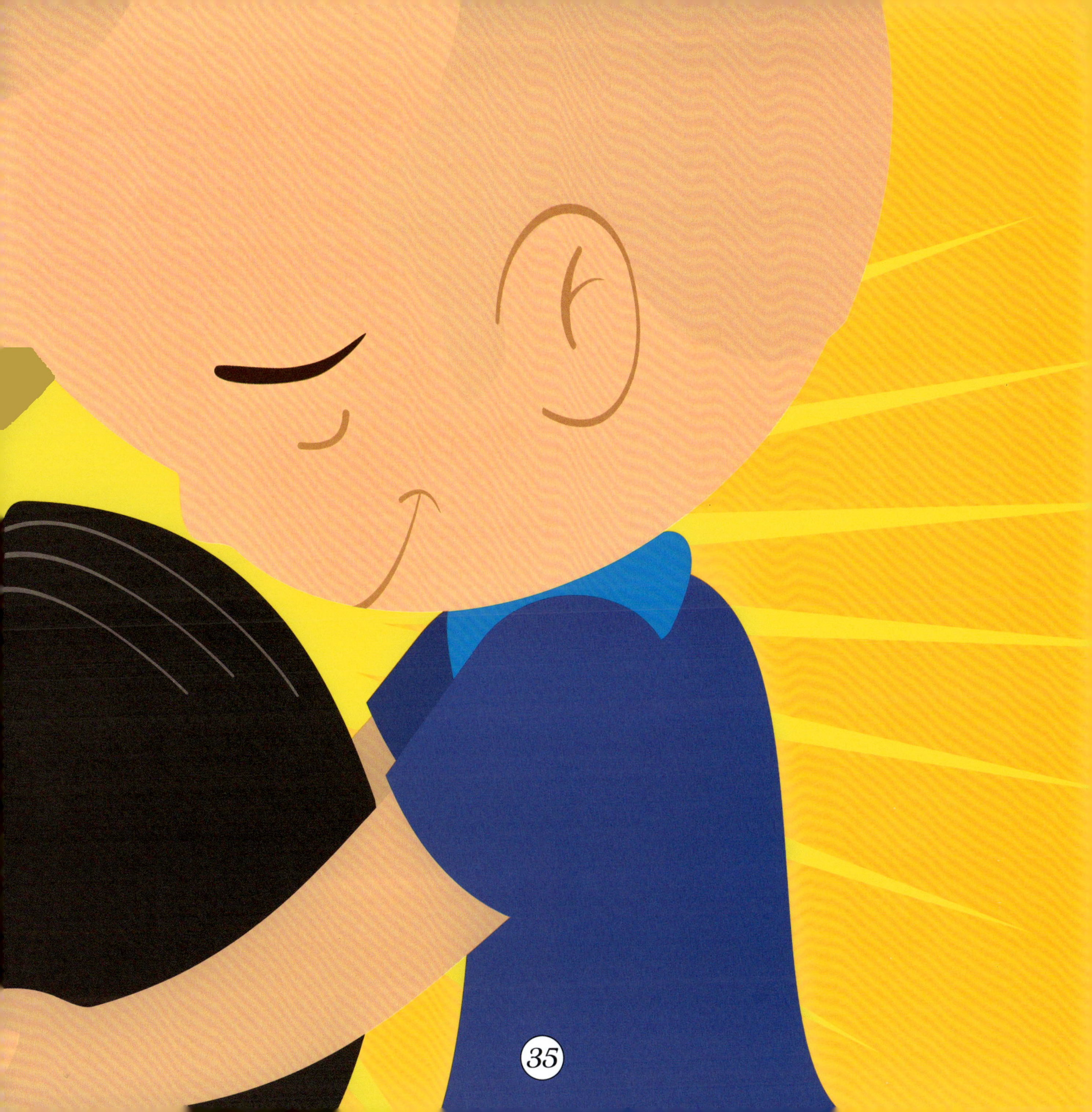

Gigi pediu para o papai do céu ajudar todos os adultos do mundo a pensarem nos pontos que ela tinha observado.

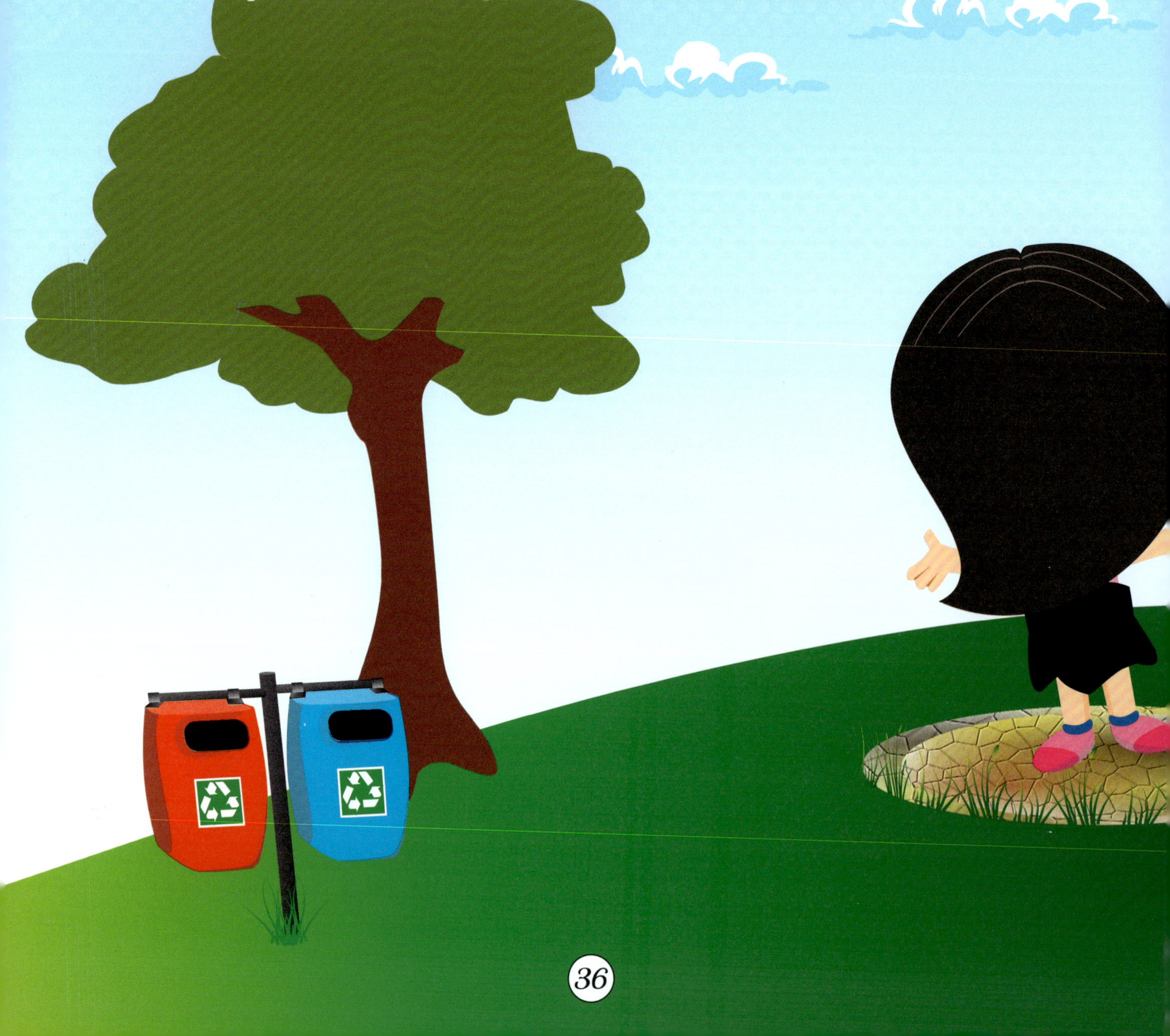

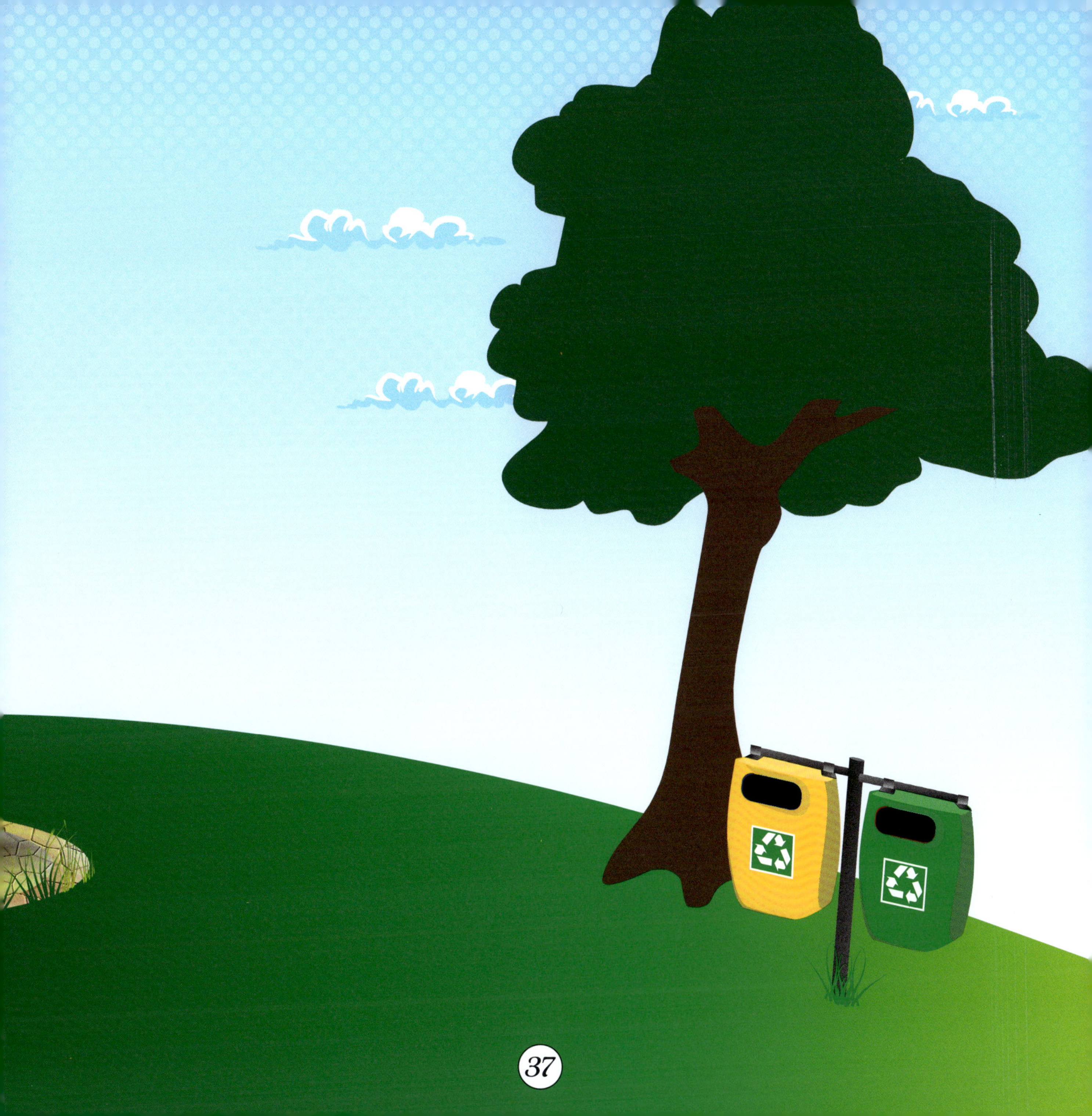

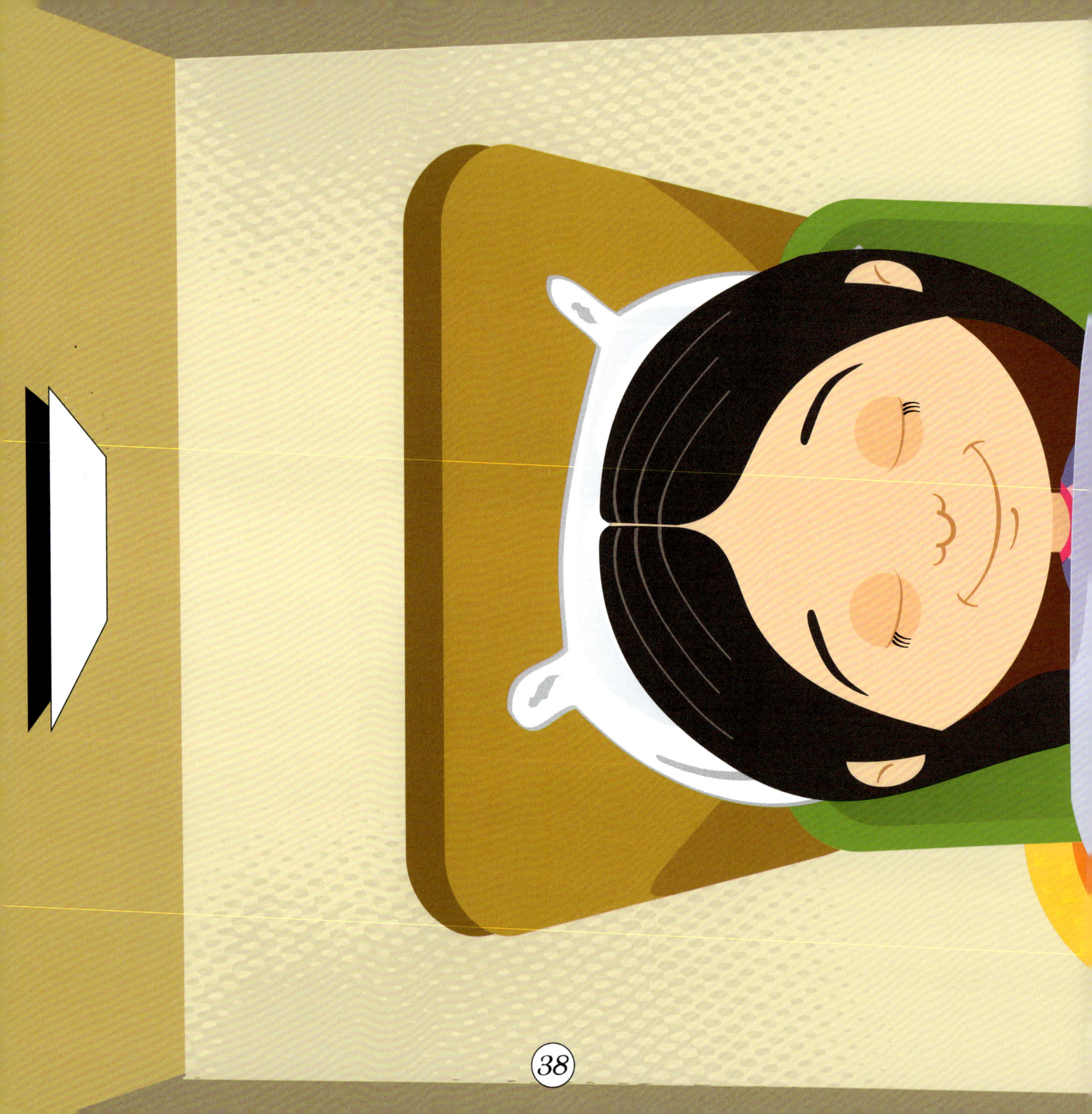

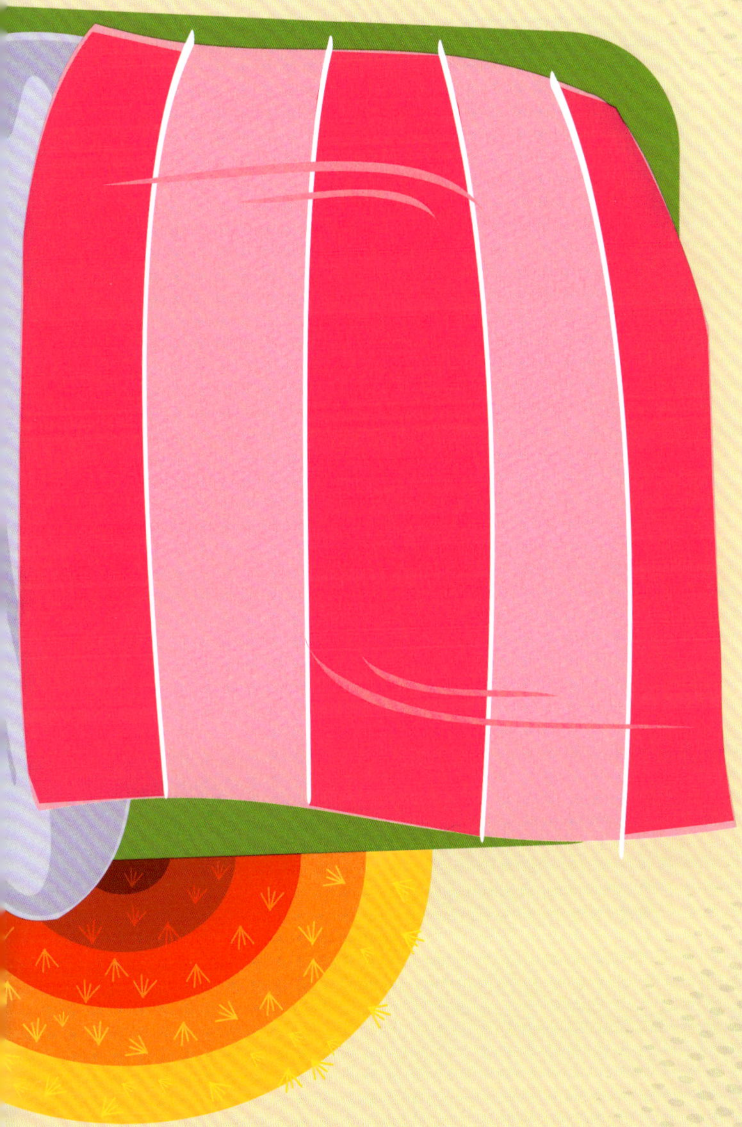

E então ela dormiu bem e
sorrindo naquela noite.
E seus papais também.

Gigi viu seus papais fazendo mais coisas boas e certas em suas vidas, dali para a frente, e ficando cada vez mais dispostos e felizes. Ela mesma ficou mais feliz e disposta porque viu que tinha ajudado!

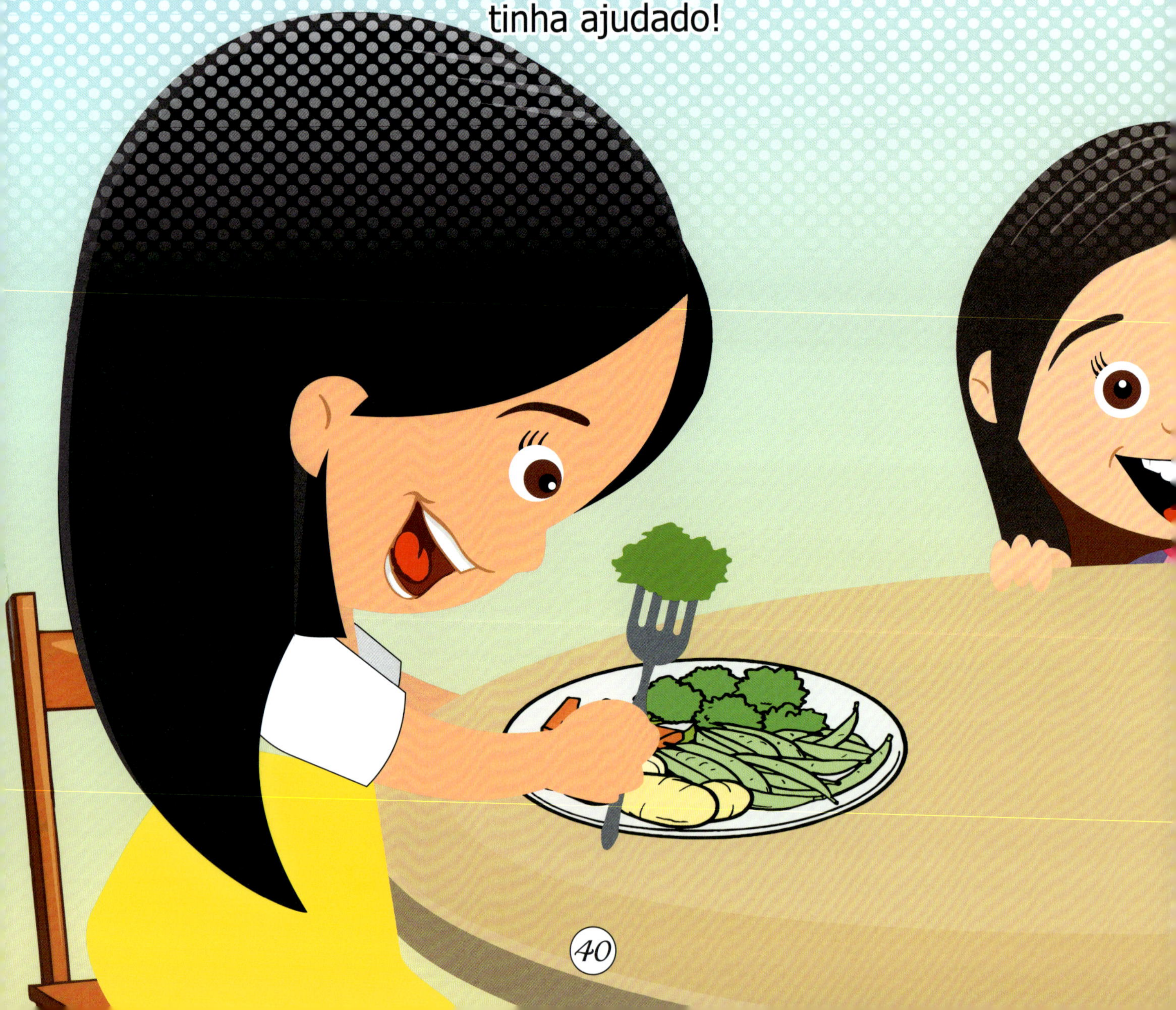

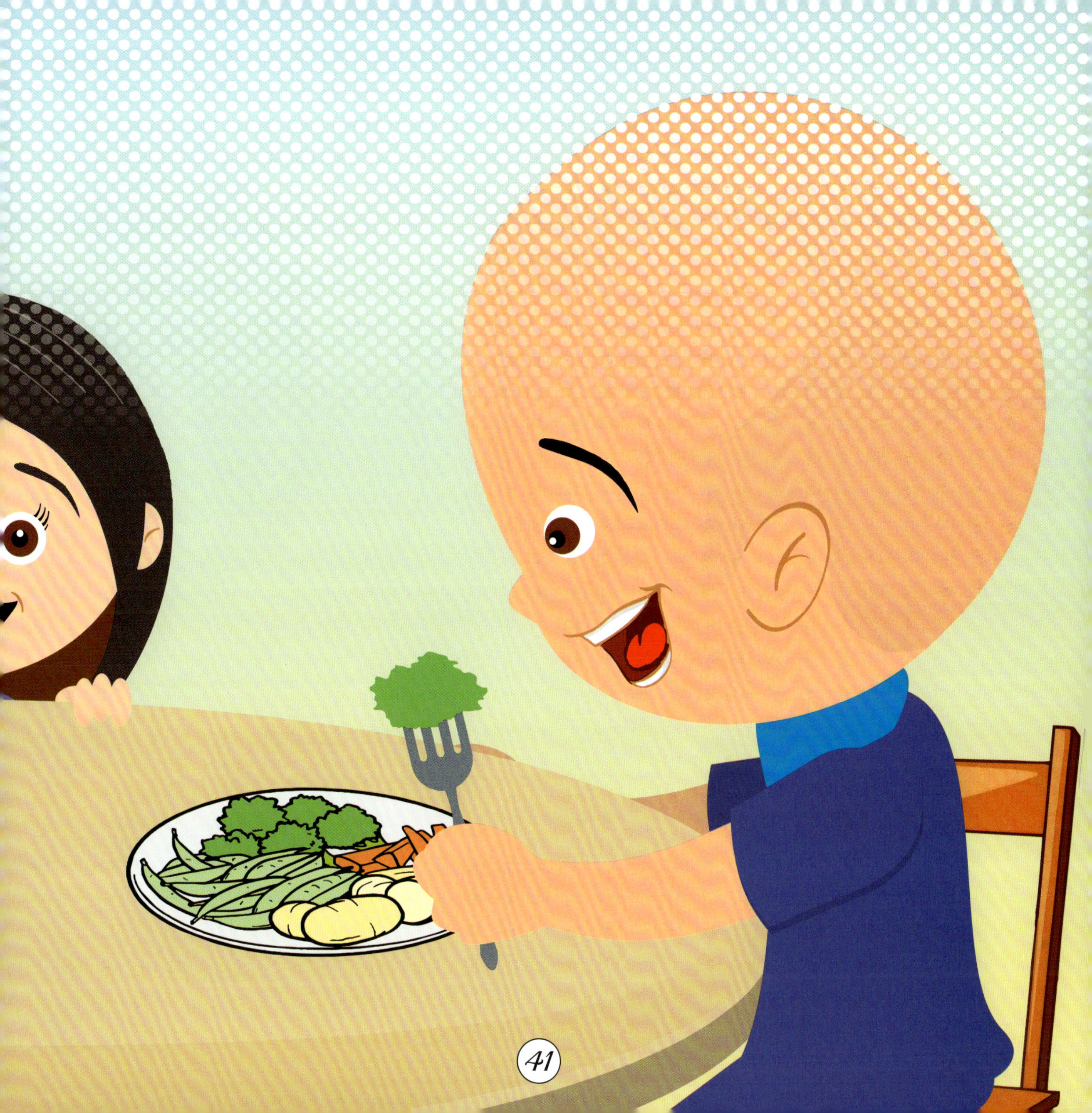

Por isso, Gigi resolveu que aprenderia mais ainda sobre cada ideia que teve, para ajudar mais e melhor cada vez mais gente, e que isso significa fazer o bem. E, por fim, pensou que fazer o bem por todos ao seu redor é bom e certo!

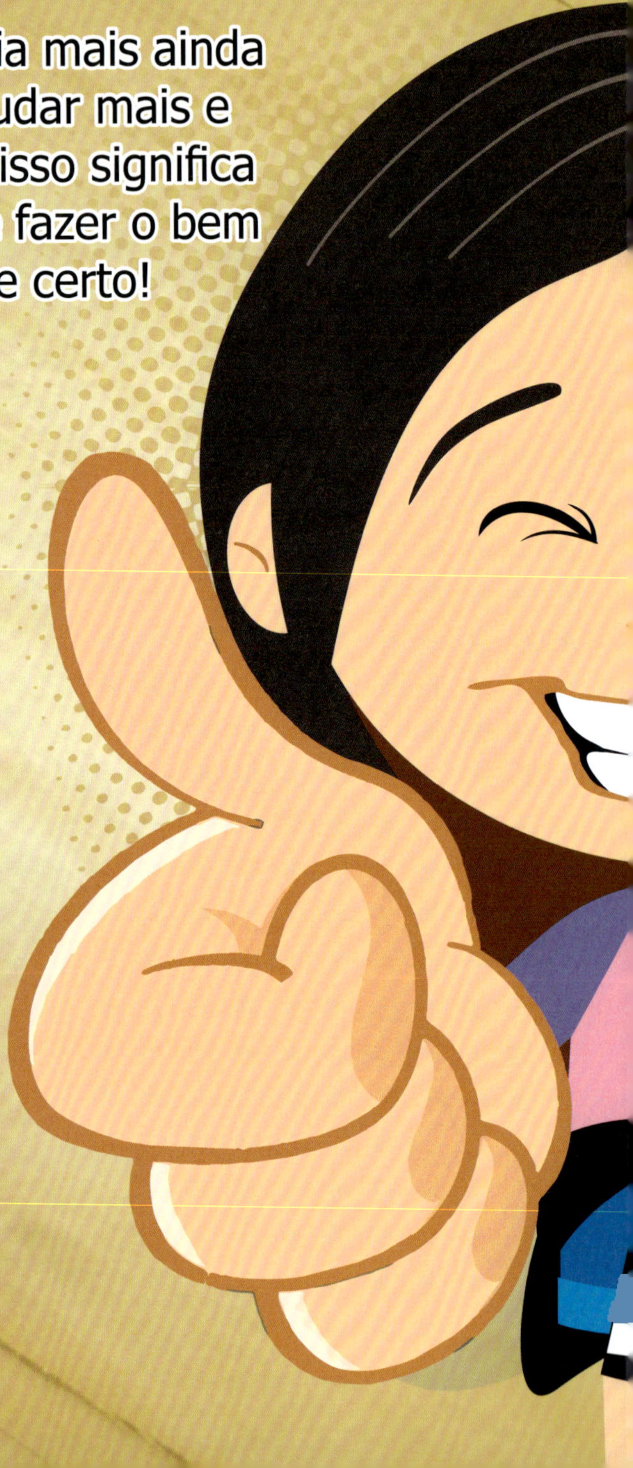

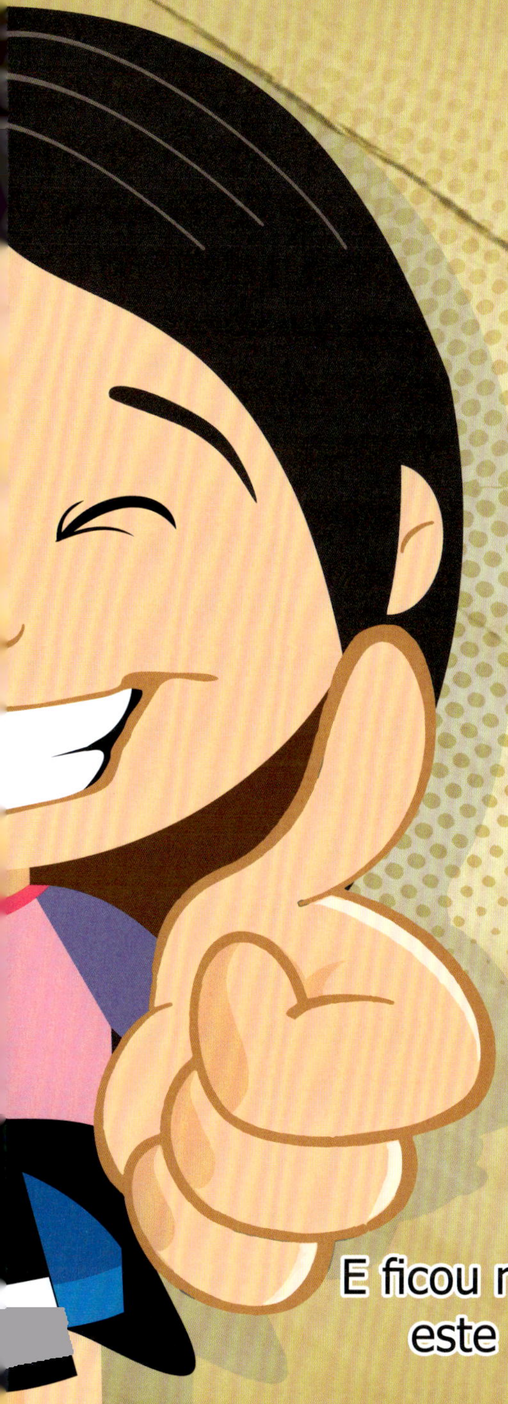

E ficou muito feliz por isso, sentindo-se bem por ter este pensamento! Mas isso é outra história...